OHSAMA BUNKO

「食べてもやせる」は本当でしたよ。

柳澤英子

50才 157cm 73kg
体脂肪 48%

私の心と体、どこまで変わった？

- 1年間で体重が26キロ減りました
- 体脂肪率が48％から22％に！
- 洋服のサイズが15号から7号に！
- 3年間、リバウンドしらず！
- 「食欲」にふりまわされません
- スタイルもお肌の調子も上々でハッピー！
- 年齢が「マイナス5歳」になった実感！

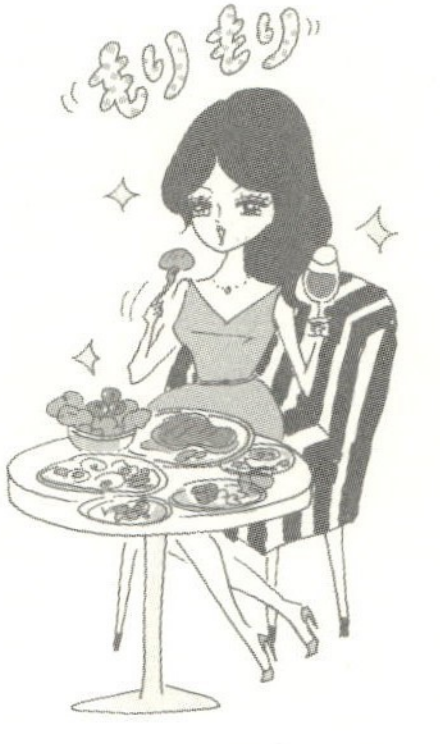

はじめに

絶対にやせられなかった私が26キロ減。3~5キロやせたい人には、楽勝かも♡

小さな頃から太め、ぽっちゃり、デブの状態を行ったり来たりしていた私。食べることが大好きで、いつしか、料理記者、編集者を経て料理研究家になった。おいしいと思えるものを頻繁《ひんぱん》にたくさん食べる毎日。幸せ。そして太り続けた。「食べるのも仕事のうち」という、とっても便利ないいわけもあった。

ただ、やせたい気持ちはやっぱりあって、話題のダイエット、いくつ試したことか……。そして、〝まじめにダイエットする〟ほど、自分を追い込み挫折。確かに少しやせる。しかし、お約束のリバウンド、倍返しだ。2キロ落として4キロ増える……。うわ~ん。

というわけで、50歳になった頃は「太る体質だから」と、開き直りに近い心境にいた。

しかし、体は悲鳴をあげていた。

50歳で受けた健康診断。１５７センチで73キロ、体脂肪率は48％、脂質代謝異常をはじめ、コレステロール値、尿酸値など、ほぼ異常と出た。

要再検査の通知をもらうが無視を決め込んで、さて、翌年。数値はさらに悪くなっていた……。

こんな生活、続けていたら死んじゃうよ。

少し食べる量を減らしてみたけれど、焼け石に水状態。

もう、やせることは叶わないのか、私！

「私は一生デブのまま」とあきらめた。

そして、キツくて着られなくなった服をすべて処分した。

ちょっとスッキリした。

本当に、本当に太ったままでいいの？　自分に聞いてみた。

思えば、捨てる行為で何かがリセットできたのかもしれない。

ようやく、自分自身ときちんと向き合えた。


私の適量を知る。

私の体力を知る。

私のだらしなさを知る。

ダメなところも含めて、自分を肯定することから始めよう。

多分、これが私の人生最後のダイエット。

食べることが大好きだから、きちんと食べてやせる！

新しい（小さなサイズの）服を増やすのだ。


こうして52歳のとき、きちんと食べて健康的にやせるべく、ダイエットを開始。

すると、どうしたことでしょう。これまで経験したことがない、やせ体験！

サクッサクッと体重や体脂肪率が落ち、自分でも思い描いていなかった**40キロ台**に突入。健康診断の数値も劇的に改善、異常なし。
服も15号から2回買い換え、7号サイズがちょうどよくなった。
ストレスが少なかったから、努力した感はない。
あれ～、こんなに簡単にやせていいの？　と自分でも思う。
しかも、気づいたら、家族まで11キロもやせてスリムに。

「最近やせにくい」「ダイエットしても、すぐ挫折してしまう」という方、きっと我慢の方向性が違うのかもしれません。ず～っと太っていて、何度もダイエットを挫折しつくした私の〝いいとこどり〟のダイエット。
3～5キロ減らしたい人にとっては、楽勝かも♡

お手にとって、読んでいただけたら幸いです。特に、食べることが好きな人に読んでほしいなぁ。

柳澤英子

もくじ

1章 そもそも、何で太ってしまったか
――だって「食べるのも仕事のうち」ですから！

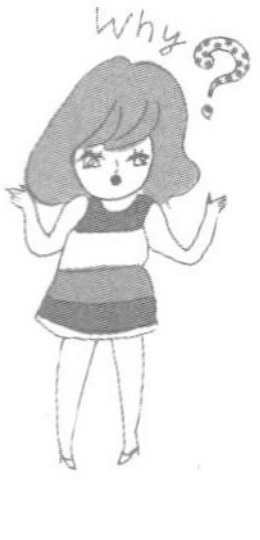

2章

「今の自分」を知ることを決意
——体重計の数値、鏡に映った自分の姿……それが「現実」！

3章

「糖質オフ」で太らない女に変身！
——「15号」から「7号」へ……狂喜乱舞の6カ月の始まり

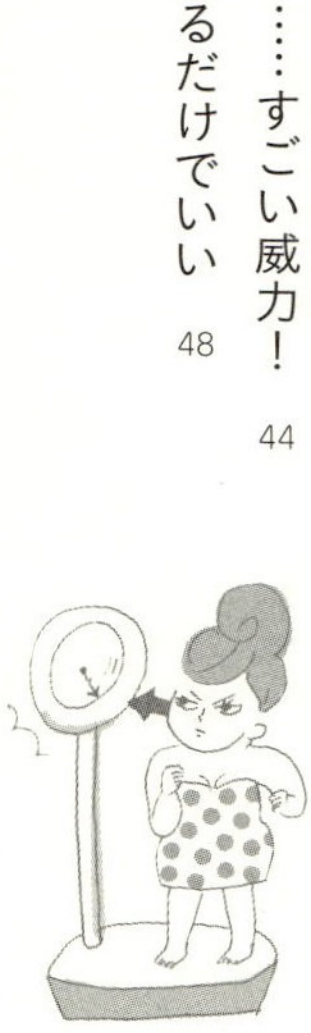

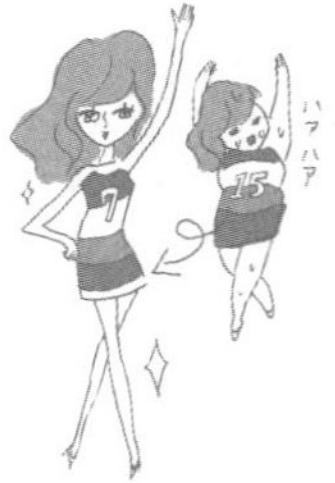
ハァハァ
7
15

4章

「食べてもやせる」は本当でしたよ

——食べることが大好き。だから、「量」と「質」を真剣に考えた

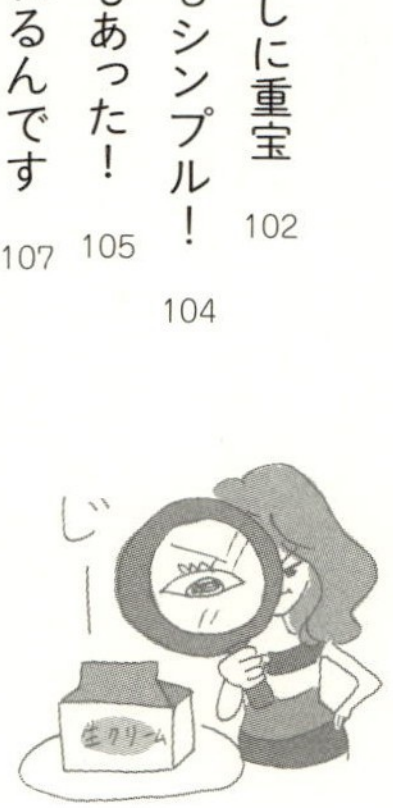

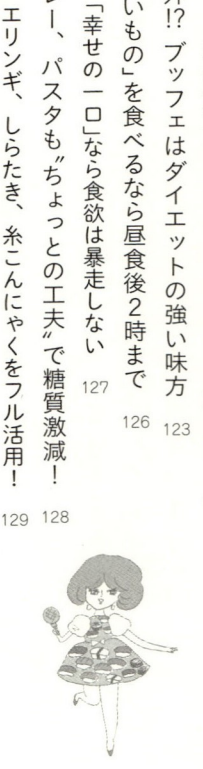

5章

「やせていく」って、こんなに楽しいことだった！

——毎日食べても飽きない〈おいしいレシピ集〉

6章

くじけそうになったときに、役に立つ話
――「甘いもの」に手を伸ばす前に、ちょっと待って！

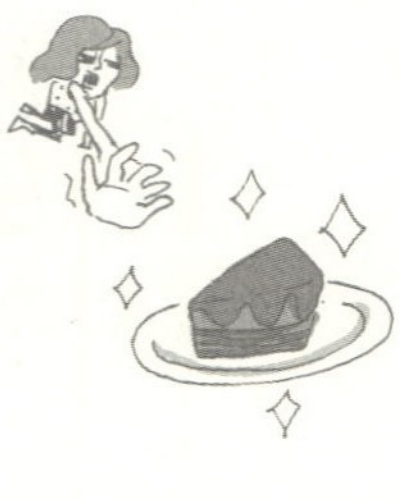

7章

7号になって見えた〈新世界〉
――結局、我慢したのは回転寿司くらいだった

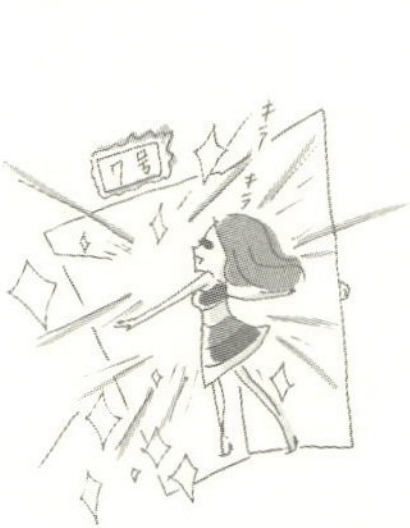

イラストレーション◎平松昭子

1
章

そもそも、何で太ってしまったか

――だって「食べるのも仕事のうち」ですから!

体重計はいつだって正直なんです！

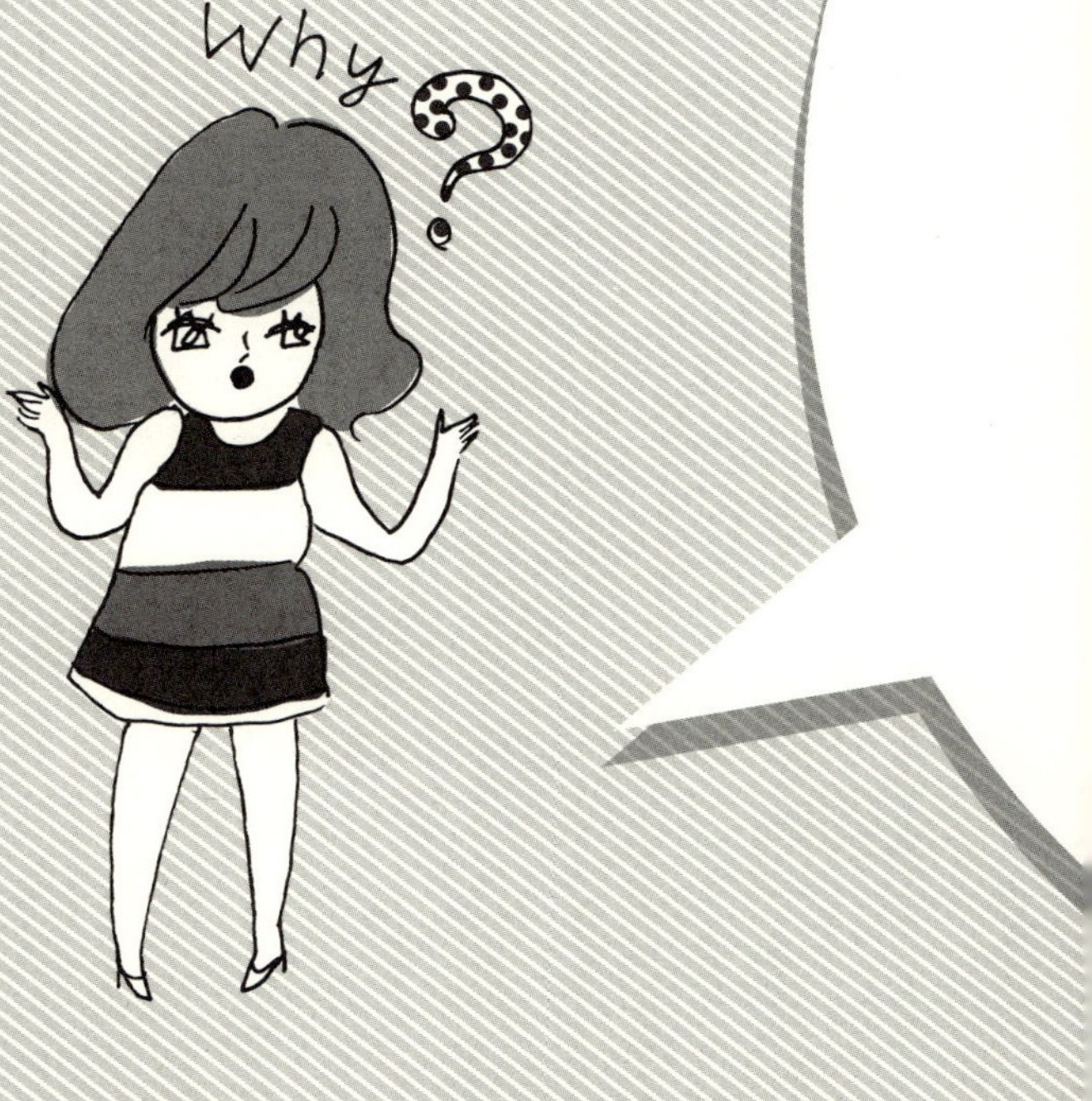

気づいたら〝11号のぽっちゃり〟から〝15号の肥満体〟へ

そもそも、私は何で太ってしまったのか？

小さな頃から太っていたとはいえ、40歳くらいから「太め」とか「ぽっちゃり」とかの表現ではすまされない肥満体に。もともと11号あたりの太めではあったが、あれよあれよとまさかの15号。

物心つく頃から食べることも料理をつくることも好きだった私は、いつしか料理研究家の肩書きをもつようになった。

これはラッキー。だって、食べるのも仕事のうちなのだもの。太るのは当たり前。いや、太っていたほうが料理上手な感じがするからいい！　なんて、とても素敵な「いいわけ」もあった。

太った状態がデフォルト（初期設定）なのだから、やはり、太る体質なのよ、もしかしたら太る病気なのかもしれない……。なんてね。

「太る体質」って、本当なのか？

と、ここまで読んでいて、何か矛盾を感じませんでしたか？　太る体質とか病気が原因で太ってしまうのは、ほんの少ししか食べていなくても太ること。際限なく食べていて太っているのに、体質や病気をいいわけにするのは筋違いだ。

わかっている、わかっているけれど、太っている自分を正当化しなくちゃ心の安定をはかれない。何かいいわけをしておかないと、自分を嫌いになってしまいそうで怖かったのだ。

やせたい、でも食べたい。食べると太る。でもやせたい……。ぐるぐるぐるぐる、思いは巡る。やせたい思いの中で、やせない理由と太るいいわけ探しをしながら、長い間、自分を甘やかしていた。

太るには「太る理由」が必ずある

何を食べ、どう動くか――「体重計」は嘘をつかない！

ここで、私が太ってしまった理由、**「おデブあるある」**をまとめてみたい。

食事編

1 「カロリー半分」と聞くと「倍食べられる」と思う

「この肉まん、カロリー半分だよ」「このビール、カロリーハーフなんだ」と聞くと、迷わず「じゃあ、倍食べてもいいんだ」と思ってしまう。そして、食べる、飲む。

2 ブッフェ。ひと皿ずつ持ってくるのではなく、ズラリと並べる

ブッフェでは、とりあえず、全種類よそってきて、テーブルに並べる。食べること

に専念したいのもあるが、自分の分をちゃんと確保しておかないと、「後でとってこよう」と思っていた料理がなくなってしまうのではないかという恐怖感がある。

3 今日は動いた（もしくは動く）から、たくさん食べても大丈夫

毎日のようにたくさん食べているくせに、さらに食べられるチャンスをいつもうかがっている。「今日はけっこう歩いたから」なんていっても、たいして歩いちゃいない。また、「今日は頭を使うから、甘いものを食べても平気」も同義。結果的に、本日も食べ過ぎなり。

4 映画やコンサートの前に「軽く食べとく？」

映画やコンサートが夕方6時からなんていうときは、夕食をいつ食べればいいか迷うところ。だから私は始まる前に軽く食べる。そして終わってからきちんと食べる。でも、実は「軽く食べる」の「軽く」が軽くない。本来なら、終わってから食べる必要はないのである。

5 ちょっと頑張るとご褒美《ほうび》食。ご褒美が多すぎる

「仕事キツかった～」「撮影、終わった～」など、何かにつけ自分にご褒美。ご褒美は食べ物でなくてもいいのに、食べ物しか思いつかない。

6「ちょっとお茶でも」というときも、メニューを吟味

「ちょっとお茶でも」と、喫茶店に入る。コーヒーや紅茶だけでいいのに、ひとまずメニューをチェック。そして見つけてしまう。「これ、おいしそ～！」「味見よ味見。ほんの少しだから」。

私はどんなときもおいしい食べ物との出合いを大切にしている。

7 納得できない食事に対して「食べ直し」を採用

たとえばランチで入ったお店で、よい出合いがなかったとする。おいしくなかったり、量が少なかったりと理由はまちまちだが、納得できない場合は食べ直しで精神の安定をはかる。結果的にランチを2人分食べることもあった。

8 よく噛まない

おデブ界には「カレーは飲み物である」という名言がある。次のひと口に焦がれて、噛まずに食べる。噛まないと満腹感を得にくいからたくさん食べられるという効果も。

9 その場で食べる

サンドイッチやおにぎり、もしくは屋台のおいしそうな食べ物たち。そそられるものがあれば迷わず買う。そして、その場で食べる。そう、買い食いが大好き！ 家に帰ってから食べようとは思わない。たとえお腹がすいていなくても、いちばんおいしい状態で食べたいのである。

10 しめの食べ物を愛する

お酒の後はラーメン。たとえつまみで焼きそばを食べていたとしても、しめの炭水化物はお約束。ラーメンがキツいときは、おにぎりやお茶漬けでしめる。食後のデザートはいわずもがなである。

行動編

1 立っているとき、休んでいる

私を含めておデブの人たちは、片足に体重をかけて立つことが多い。つまり、「休め」の姿勢。立っているのがつらいのだろうね、無意識に休んでいるのである。

2 遠回りをしてもエレベーター、エスカレーターを使う

階段を目の前にすると、貧血を起こしそう。たとえ遠回りになろうとも、エレベーター、エスカレーターを探す。高低差が苦手、ヒザにくる！　ある地下鉄の駅の近くで待ち合わせをした際、階段の多い駅だったことを思い出し、タクシーに乗って出かけたことも。地上までの階段はまるで万里の長城のよう。体が重くてのぼれない……。

3 リビングの自席の近くにいろいろなものがある

リビングの私の指定席の近くには、テレビやエアコンのリモコンはもちろん、本、

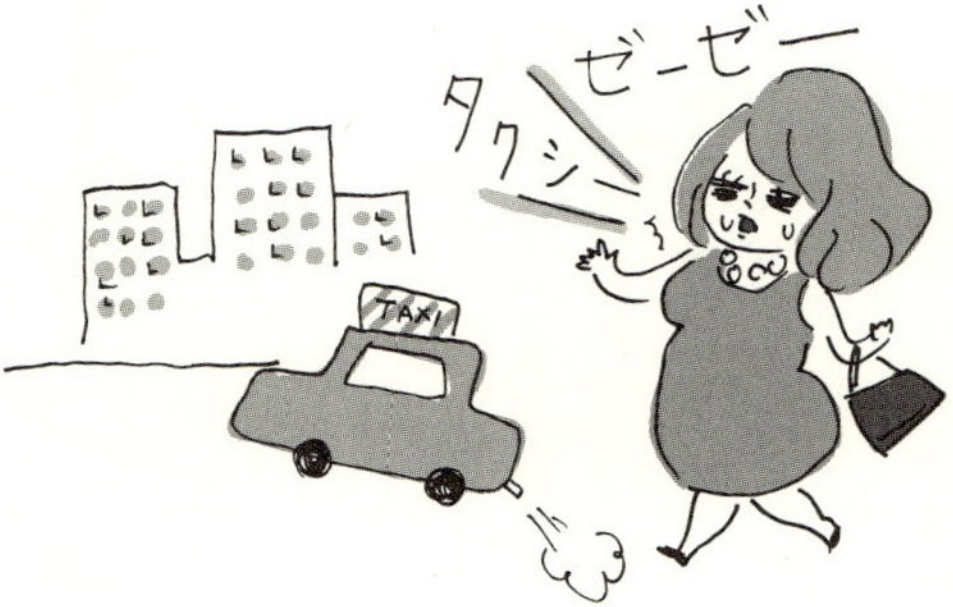
タクシー
ゼーゼー
TAXI

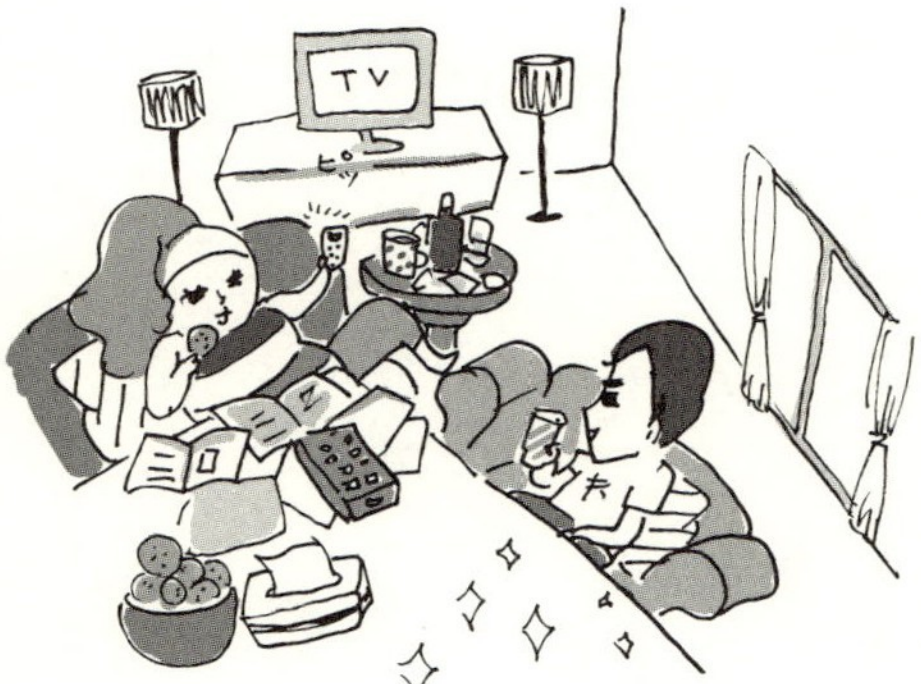
TV

雑誌、爪切り、ペン、ノート、美顔ローラーなども、そろい踏み。とにかく動きたくない。座ったら最後、その場ですべての用事をすませたい。でも、お腹がすいて冷蔵庫をさぐりに行くときやお菓子のストックを捜索する場合は別人です。

4 休みの日、靴をはかない

インドア派の私。休日はできるかぎり家でゴロゴロしていたい。食べて寝て、本を読んでテレビを見て、また食べて……。靴をはく理由が思い当たらない。

5 スポーツクラブ、行ったのは入会と退会の2日だけ

運動しなくちゃ、とは思った。近所にスポーツクラブができたとき、「これで私も健康美人！（なぜ美人と思ったのかは責めないで）」と、即入会。

そして1年……、シーン……。何の動きもなし。結局、行ったのは入会と退会の手続きをした2日だけ。入会金、月会費、すべてがムダになった。

「食べすぎる」から太る。太るから動くのが億劫になる

おいしいものは「糖質」と「脂質」でできている

いかがでしたか？　おデブあるある。

デブにはデブの考えがあり、行動がついてくる。毎日の食事や行動の繰り返しによって、脂肪もまた蓄積していくのだ。

思い当たることが多かったあなた、もしかして最近、冠婚葬祭のときに着る礼服がキツくなったりしていませんか？　今は9号でも、油断していると私のように〝いくところまで、いってしまう〟かもしれません。

いったん体重が増え始めると、人は「太ってしまった」いいわけと「やせなくてもいい」理由を探し始めるんです。

○○だから食べるのはやめられない、無理をするとヒザや腰を痛めるから運動は避けたほうがいいなど、次から次へと「食べていい」「動かなくてもいい」といういわけが正論となる。

いいわけばかりを探しているうちは、決してやせない。だったら、「おデブあるある」をすべてやめればいいかというと、急には無理だ。

いきなり「おデブあるある」と決別するということは、過去の自分を否定すること。つまり、太っている自分への嫌悪につながる。

人間、本質はあまり変わらないから、「変わらない自分」に嫌気がさし、また、太る悪循環にはまってしまう。ストレスは膨大だ。

◆「食習慣」を上手に変えていくには

そこで、きちんと自分自身を客観視して、太った理由を真摯《しんし》に受け止め、少しずつ気持ちを切り替えていくのが大切。少しずつ、ほんの少しずつでいいから、自分をあやしながら、ほめながら進んでいった結果、私の「おデブあるある」はいつの間にかなくなっていた。

なんとな～く自分の変化を楽しみながら、ダイエット。ストレスと上手につき合いながらやせるのがいい！

ストレスといえば、ダイエットをするには「今までの食習慣を変えねばならぬ」というストレスもある。思えば、ごはん大好き！　から揚げやハンバーグも好き！

そう、**おいしいものは糖質と脂質でできている**のだ。そして、好きなおかずも、カレーや豚のしょうが焼きなど、ごはんが進むものばかり……。

大好きなものとお別れするのはつらいね。でも、これらと別れることにストレスを受けてしまうと、ダイエットは続かない。

だから、今回のダイエットでは、小さな頃から刷り込まれたおいしさとはまた別のおいしさを求めた。太っている自分を冷静に受け止めつつ、「簡単、楽しい、おいしい」の気持ちを忘れずに、食生活を切り替えることができた。これもまた毎日の積み重ねである。

「ごはん大好き！」「から揚げ大好き！」な自分を否定しない

「16キロやせたのにリバウンド」は、なぜ起こる？

太っている状態を満喫できるのは、健康なおデブさま。しかし、それ以外のおデブちゃんは、必ずといっていいほどダイエットをしたことがあると思う。たとえそれが3日間だけだったとしても……。

そして、現状太ったままであれば、そのダイエットはうまくいかなかったことになる。事実だけど、なかったことにしたい経験だ。

話題のダイエット法があれば飛びついて、今まで何回ダイエットをしたのだろう。まったく効果のなかったものもあるし、16キロもやせたこともあった。

でも、みんな、挫折したのは何でだろう。しかも、**リバウンドという大きな爪痕《つめあと》**を残して……。せっかくやせたのに、キープどころか、ダイエットを始める前より太ってしまうなんて……。

◆「太っている自分」を認めたら、何かが弾けた

50歳を過ぎた頃から、「もう何をやってもやせない。というか、ジリジリ太ってきている。もうダメだ。私は一生デブのまま生きるんだ。太った私を受け入れるしかない」と思うようになった。

そして、**「いつか、やせたら着られるかも」と思っていた服をすべて捨てた。**

スッキリした。捨てたら、何かが弾けたのだ。

これって、もしかしたら心の断捨離？

多分、太っている自分を認めた（許した）ことにより、ネガティブになりがちだった心の澱《おり》が流れ出たのかもしれない。

そこから私の**「食べてもやせる」ダイエット**は始まったのだ。

太っている自分を許す。そこがすべてのスタート

頭では食べたくないのに、口さびしくなるとき

小学校5年生の頃から試してきた数々のダイエット。それは私の歴史そのものだといってもいい。

振り返ってみると、挫折とリバウンドの繰り返しだ。

その豊富な失敗体験を振り返ってみて気づいたこと。

それは、**ダイエット中は「食事を我慢」するのが当然だ**と思っていたことだ。

運動はやろうとしただけで実際はしていないので、私のダイエット体験のほとんどは「食べること」につながる。そして、いつも食事を我慢していたように思う。

我慢はストレスを生み、ストレス解消のために過食して挫折というようなコースをたどる。

そして、ストレス食いの特徴は「ジャンクフードを好む」こと。ハンバーガー、ラーメン、アメリカンドッグ、牛丼……など、どれもすぐに食べられるし、量も多い。食べやすい柔らかさ、クセになるおいしさにうっとりした。

せっかくなら、高級割烹《かっぽう》とかで、豪勢に挫折パーティでもすればいいのに、食べたくなるのは必ずジャンクフードだった。

お世話になったジャンクフードのことを悪くいうのは気が引けるが、何しろ味が濃い。炭水化物、脂肪、砂糖などの太りやすいものでできている。添加物も気になる。

◆「食べ物を我慢する」ストレスを〝食べること〟で解消

頭では「いけない」とわかっているのに、口はジャンクフードの味を恋しいと訴える。これはストレスを受けた人に起こりやすい衝動なのだと思う。

食べ物を我慢するストレスは、食べることで解消する。しかも、太りやすい食べ物で。お腹がすいてたまらないから、レタスを丸ごと3個食べちゃった、なんて話、聞いたことないもの。

だいたい、それでストレスを解消できる人だったら、ダイエットは成功していたに違いない。

だから、今回は我慢しないように気をつけた。確かに、飽食の習慣から脱却するので、ストレスを感じないはずはない。

少ない！　味薄い！　と思うのではないか。そうなるのがわかっているなら、お腹がふくれる量で、味にメリハリをつけて食べればいいのではないか？

なぜ〝人生最後のダイエット〟はすんなりスタートできた？

思い返せば、着られなくなった服を捨てたことで、**太っている自分を許せた私**。もう、無理して入らない服を飾っておかなくていい。やせたら着ようなんて思わなくていい。

本当にやせたら、もっといい服を買うんだ。太っている自分も悪くはないよ。そう思うことができて、前向きになった。

実は、ダイエット前の自分には「好きな食べ物を食べていられる幸せ」はあったが、いつもダイエットで挫折してしまう自分に対して嫌悪感があった。その嫌悪感を取っ払って、「好きな食べ物」の内容を変えていけばいいんだ。

そう思えたからこそ、今回のダイエットをすんなりスタートさせることができた。

そして、想像を絶する効果があった。

15号サイズが7号になるなんて、考えてもいなかった。自分がいちばんびっくりしているんだろうな、きっと。

「自分を嫌う」のをやめると、すんなりやせる

2章

「今の自分」を知ることを決意

——体重計の数値、鏡に映った自分の姿……それが「現実」!

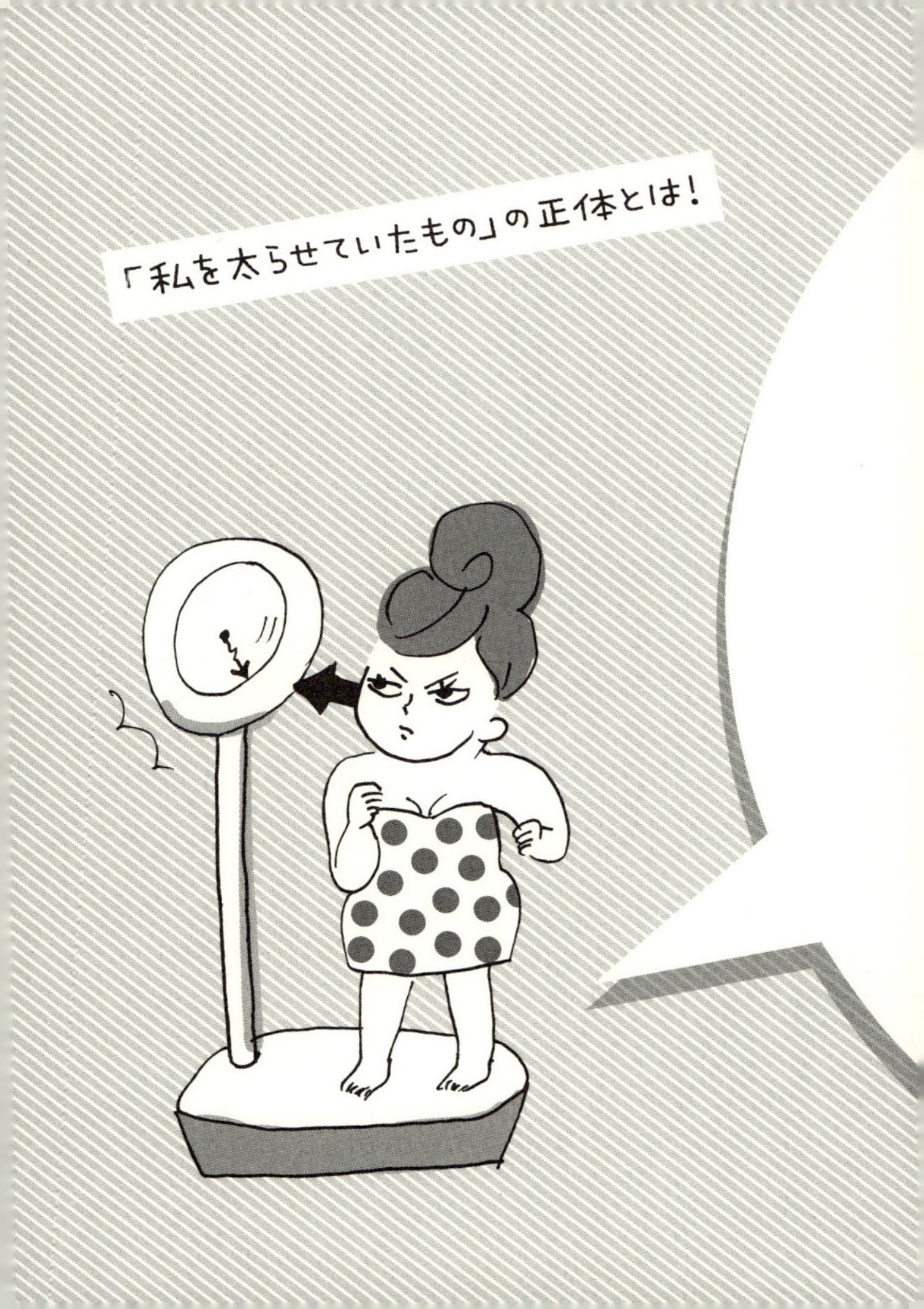
「私を太らせていたもの」の正体とは！

「どこを攻める」とやせられるのか

太った理由は何となくわかった。でもずっと太っていた私は、〝やせていた頃の自分の生活に戻す〟といったことができない。

そもそも、私の脂肪は何でできているのか。食事とひと口にいっても、肉なのか、米なのか、スイーツなのか、ぼんやりしている。

そこで、自分をきちんと把握しようと思った。身長、体重、体脂肪率、お腹まわりのサイズを測り、ノートに記入した。

で、測ってみてびっくり！　思っていたより、「大きな私」がそこにいた。いちばんやせて見える角度で鏡を見ていたのだろう。これほどまでとは……。

以前、レコーディング・ダイエット（69ページ）をしたときは、誰かにノートを見られると恥ずかしいので、実際の体重は記入せず、スタートしたときの体重を0キロとし、そこから－（マイナス）何キロ、＋（プラス）何キロといった形式にしていた。

しかし、これでは甘えが出る。

「今、私73キロ！」

この数字を心に刻み、冷静に受け止めた。

今までなら太っている自分を意識するとネガティブ回路にはまってしまい、卑屈になるところだったが、今回は違う。心の断捨離ができたせいか、気持ちは前向きである。自分を客観視することができたのだ。

自分を知るって、とても大切。

無理することなく、2キロずつ落としていこうと思い、次ページからの食べグセチェックもふまえ、**糖質オフのダイエット開始**を決意した。

運命の日　2011年5月6日

体重　73キロ　体脂肪　48％

身長　157センチ　お腹まわり　98センチ

◆大好物を見れば「なぜ太ったか」は一目瞭然！

体のサイズを測ったら、今度は「私を太らせているもの」の正体を探ることに。日々の食事記録をつけているとよくわかるといわれるが、分析にはある程度の期間が必要。そこで、手っ取り早く自分の食の傾向がわかる方法を考えた。

それは、**「好きな食べ物ベスト10」**。

自分の大好物をランキングすることで、嗜好が丸見え！　私の場合、ほとんどが炭水化物となった。**「なぜ太ったか」は一目瞭然**だ。

好きであれば、食べる機会も増えようというもの。ランキングにはもれたが、アメリカンドッグや餅の磯辺焼き、天丼も大好き！

つまるところ、**糖質の摂り過ぎが肥満の原因**と気づいた。

これらとどのように手を切るか、または減らすか……。

糖質とのつき合い方ひとつで未来は変わると確信した。

好きな食べ物ベスト10（当時）

1位　寿司
2位　ラーメン
3位　カレーライス
4位　スパゲッティ
5位　焼きそば
6位　ピザ
7位　ギョーザ
8位　うな重
9位　おにぎり
10位　ホットドッグ

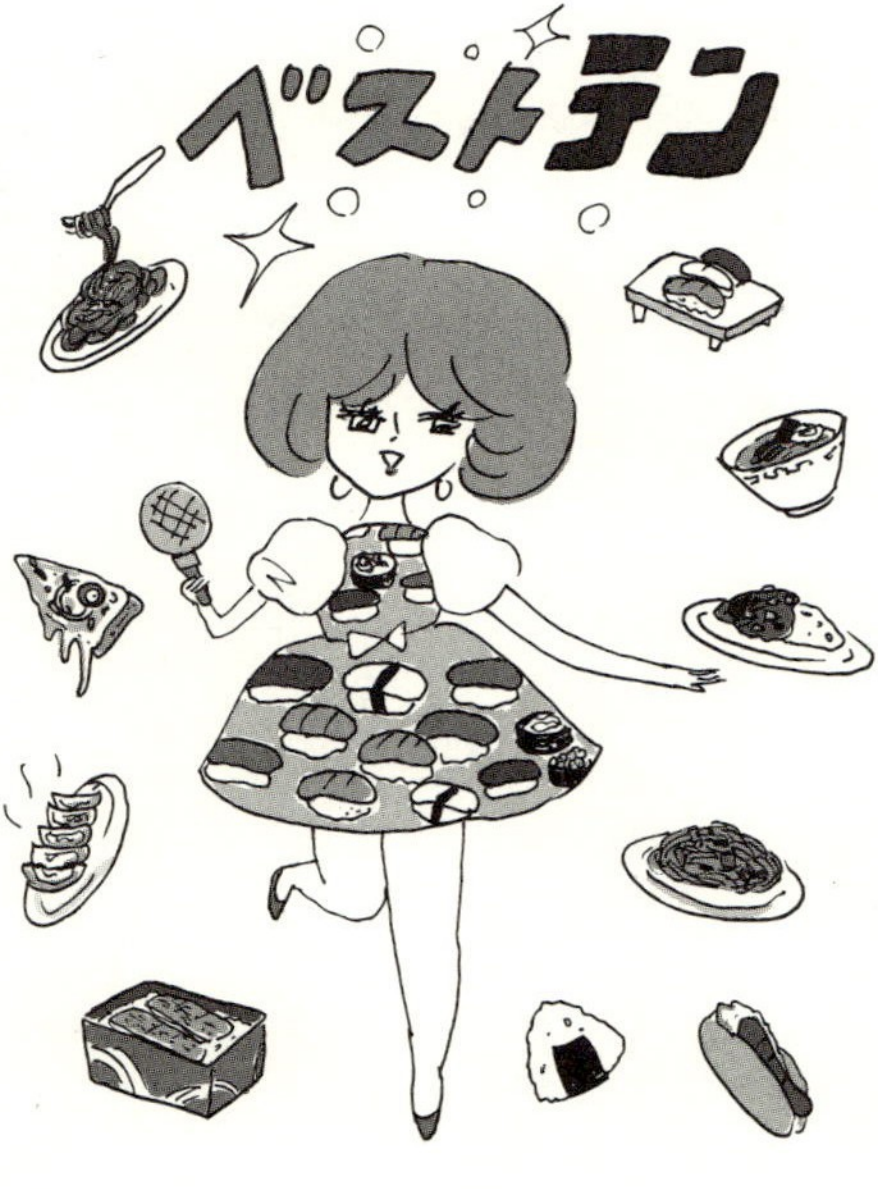

◆胃腸が休む暇もないほど〝充実の食生活〟

そして、次に行なったのが、ここ3日間に食べたものの書き出し作業。思い出しながら書いたので、抜けているものもあるが、傾向はわかる。

次頁に内容を載せたが、なるほど、**胃腸が休む暇もないほど、毎回充実の食生活**だ。ごはんをひと口残したくらいで「そんなに食べていない。だから太る体質なんだ」といいわけをしていたが、甘かった。

いいわけばかりをしているうちは、決してやせられない。太るのには体質以前の「太る理由」があったのに、見て見ぬふりをしていたのだ。

しかも、「野菜たっぷり。バランスのよい食生活」だと思い込んでいたが、それは間違いで、毎日、糖質たっぷりのメニューばかりだった。

ポテトサラダのじゃがいもなんて、糖質のかたまりだし、ギョーザの皮も糖質だし、焼き肉のタレや厚焼き卵に入っているみりんや砂糖も糖質だ。

やはり、**糖質削減が最重要課題**と決意した。

ここ3日間に食べたものを思い出して書き出してみた(当時)

朝 ごはん、みそ汁、焼き鮭、漬物

昼 ピザ、フライドポテト、サラダ

夜 ギョーザ、チャーハン、肉野菜炒め

朝 トースト、ベーコンエッグ、カフェオレ

昼 カレーライス、サラダ

夜 焼き肉いろいろ、冷麺、キムチ、ビール

朝 ごはん、目玉焼き、ウインナーソーセージ

昼 回転寿司(12皿)

夜 居酒屋にて。
焼き鳥いろいろ、ポテトサラダ、
焼きそば、厚焼き卵、ラーメン

試しに1週間の「糖質オフ」……すごい威力！

簡単ではあるが、如実に現われた「太った原因」。

それは**糖質の摂り過ぎ**であった。

糖質とは、米や麦、とうもろこしなど穀類からつくられるものに多く含まれており、ごはんやパン、麺類、お好み焼きの粉などが代表的。また、じゃがいもなどのいも類、野菜ではかぼちゃやにんじん、れんこんなどの根菜にも含まれている。

砂糖やはちみつ、シロップなどを使ったスイーツも糖質たっぷり。フルーツにも果糖が含まれているし、肉じゃがやきんぴらなどの料理にも、調味料として砂糖やみりんが入っているので要注意だ。

実は、以前にも糖質オフダイエットに挑戦したことがあったが、ごはんや麺が大好きゆえ、一度はあきらめた。しかし、原因がはっきりした以上、避けては通れない。

果たして、自分にできるだろうかと思ったが、「最初の一歩は2キロ減から」と気楽にかまえたせいもあって、軽い気持ちでスタートできた。

まず、2キロ落ちるまでやってみるか、糖質オフ！

◆あっという間に3〜4キロ減！

ところが、あっという間に糖質オフの実力を知る。

なんと、**1週間足らずで2キロ減**を達成。

と、驚いているうちに**3〜4キロがするすると落ちた**。

そして、もっと驚くべきことに、あんなに好きだったごはんや麺類を「食べたい！」と思わなくなった。禁断症状みたいなものが出るのではと危惧していたが、まったく大丈夫だった。糖質ってホント、不思議。

ふだんの食事中なら、ここでひと口ごはんが欲しいと思うところだが、糖質オフをしてすぐに、なぜかそう思わなくなった。

糖質を制限するだけで、野菜や魚介類はきちんと食べられるから、我慢をしている感がない。

我慢感がないからストレスも少ない。食べる楽しみを奪われないから、気持ちに余裕が生まれる。しかも、極端なカロリー制限の必要はない。だから、ビタミン、ミネラルを含んだ食べ物は、カロリーを気にせず、たっぷり食べられる。

◆肉やチーズ、ナッツ、生クリームもOKなんです

糖質オフの場合、意外なものが「食べていいもの」に含まれている。

今までのカロリー制限ダイエットでは避けていた**肉やチーズ、ナッツ、生クリームなどはOK**なのだ。

こんなにいろいろ食べられるのなら、食いしん坊な私にぴったり。ごはんなどの糖質を我慢するというネガティブ発想より、「高カロリーのものでも食べられる」というポジティブ発想に切り替えるのが簡単だった。

もちろん、栄養のバランスもよかったから、若々しくやせられたような気がする。
実際、ダイエット前と比べ、骨密度や筋肉の量は変化なし。
つまり、**脂肪分だけ減った**ということだ。
腹部のCTスキャンで確認したが、**内臓脂肪がごっそりなくなっていた。**
何といっても、体にいろいろな悪さをする内臓脂肪を減らせたことがいちばんの収穫。
もちろん、52歳のときの人間ドックでは異常なし。
オールクリア！　大拍手！

糖質オフで「内臓脂肪」がごっそり減った！

自分の「適量」と「体力」を知るだけでいい

現在の自分の体重や体脂肪率を測ったり、何をどう食べて生きてきたのかを書き出してみたりするうちに、気づいたことがあった。それは、今まで自分のことを、ふんわりとしかつかんでいなかったのではないか、という不安だった。

多分、自分に興味がなかったからだと思うが、あまりにもぞんざいに扱ってきたようだ。本当に太っているときも、自分では「そんなに太っていない」と思っていたりしていた。鏡を見ても脳内変換されているから、現実よりは細く感じる。

そう、**現実を直視していなかった**んだ。それで、洋服を買いに行って15号しか入らないと知る。これが現実だ。

そして、ダイエットに挑戦しては挫折して自己嫌悪。自分の弱さやだらしなさを仕事のせいにして生きてきた。

◆これが〝人生最後のダイエット〟の始まり！

それが、服を捨てたことで気持ちが晴れた。自分と向き合う準備がようやくできたのだ。そもそも、何であんなに食べていたのだろう。自分の適量って、自分が思うほど多くないと、なぜ気がつかなかったのだろう。

年齢的に抗《あらが》えない体力の低下もあるのに、運動をしようと思いつつ、なぜできないことを嘆いていたのだろう。体重やサイズだけでなく、自分のこと、本当によくわかってる？　自分に問いかけながら、答えを出していくうちにふと、**「今なら、やせられるかも？」**と思った。

思えば、はじめて自分と向き合ったような気がする。気持ちが軽くなったら体も軽くなるもんだ。きっと体調もよくなるはず。

さあ、**人生最後のダイエット**を始めよう！

気持ちが軽くなれば、体重も軽くなる!?

3章

「糖質オフ」で太らない女に変身！

——「15号」から「7号」へ……狂喜乱舞の6カ月の始まり

「ちゃんと食べる」と、
不思議なくらいやせていく！

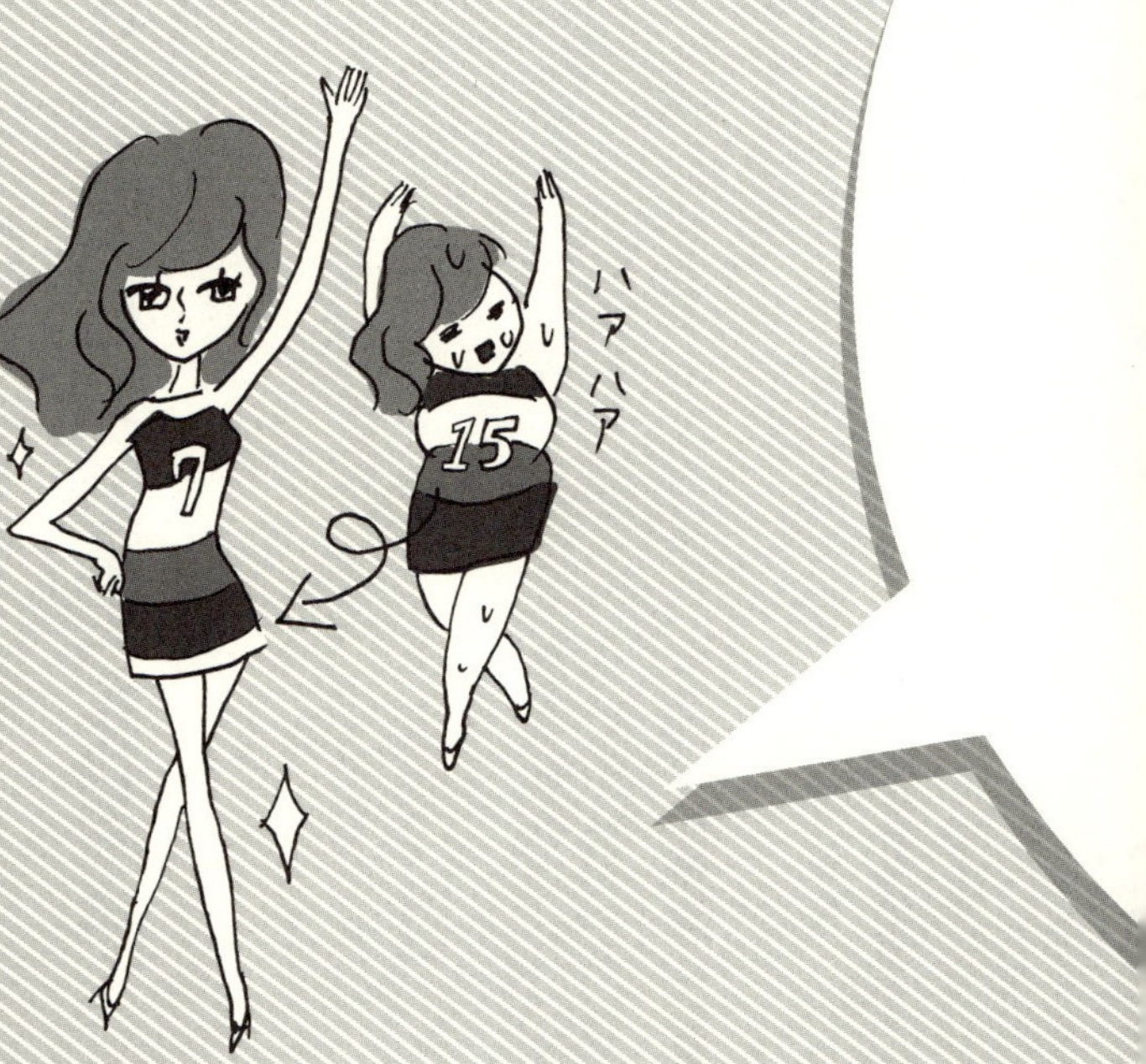

注目すべきは「血糖値」「酵素」「食物繊維」

太った理由もわかった。変えるべき食習慣も見えてきた。でも漠然と「糖質オフ」といっても実際にどう進めていくかを決めないと、ずるずると前の食生活に戻ってしまう恐れもある。

そこで、これまでの豊富なダイエット体験をもとに、より効果的な食べ方でやせる近道を探してみた。

たくさんあるダイエットのキーワードの中で私が注目したのは、**「血糖値」「酵素」「食物繊維」**の3つ。

ただ単純に「太るものは食べない」とするより、少しでも「やせることにつながる食べ方」を実践していると思えば、何だか安心。しかもこれ、自宅での食事だけに限らず、外食や宴会でも応用できる。

◆血糖値――急激な乱高下が「体脂肪」をつきやすくする

私たちの体は、食後に血糖値が上昇する。すると、膵臓《すいぞう》からインスリンが分泌され、血糖値を下げる仕組みになっているが、実はこのインスリンは摂り過ぎた糖を体脂肪に変えてしまうのだ。

血糖値を上昇させるのは、ごはんやパンなどの炭水化物やスイーツやフルーツなどの糖質。そして糖質を摂り過ぎると、血糖値の上昇、インスリンの大量分泌につながり、体脂肪がつきやすくなる。

私の過去の食事例も、見事に炭水化物（糖質）ばかり。そこで、これらを制限するのを最重要課題とした。

◆酵素――「消化・代謝」に大活躍

酵素は生の食品や発酵食品に含まれ、これによって消化が順調に行なわれる。あまった酵素は代謝酵素として働くので、代謝がスムーズになってやせやすくなる。これまでに流行ったバナナダイエットのキーワードも酵素。「食べる順番ダイエット」も、先に生の野菜を食べて酵素を取り入れようとするもの。

というわけで、**食事をするときは生野菜か発酵食品を先に食べる**ことに決めた。

また、「食べる順番ダイエット」は野菜、肉か魚などのたんぱく質、ごはんなどの糖質の順に食べることにより、血糖値の上昇がゆるやかになるというメソッド。つまり血糖値の観点からも有効だ。

そこでちょっと注意したいのが、フルーツ。酵素は多いが果糖を含むので、食べ過ぎは避けたい。そこで、朝、キウイ1個くらいの量を食べるのはＯＫとした。

また、発酵食品の中には、麹《こうじ》など糖質を多く含むものもある。

実は、ヨーグルトも糖質ダイエットでは△になっていることが多い。でも「腸内環境」のことを考えると外せない食品だと考えたので、朝に食べることに決めた。その他、数ある発酵食品の中から、キムチ、ぬか漬けをチョイスした。

◆食物繊維——満腹感につながり、便秘を防ぐ

食物繊維とは、人の消化酵素では消化できない食べ物の中の成分。便の量を増やして便秘を防ぐ「不溶性の食物繊維」と、体内での消化吸収のスピードを遅くしてコレステロールの正常化に役立つ「水溶性の食物繊維」がある。食物繊維の多いものを食べると自ずと噛む回数が増え、唾液の分泌もよくなるため、満腹感を得やすい。

というわけで、今回採用した食べ方は実に簡単。生の野菜から食べ始め、加熱した野菜を食べ、肉や魚などのたんぱく質を食べる。甘い味つけのものは避ける。これだけ。

これぞ「血糖値」「酵素」「食物繊維」の3つのキーワードをクリアする、いいとこどりの食べ方なのである。

「血糖値」「酵素」「食物繊維」に注

「糖質オフ」に〝強弱〟をつけてみる

食べ方の方針は決まった。次はどのくらいの「強さ」で行なうかだ。

無理は禁物だが、**スタートダッシュが肝心**だと思った。まずは2キロずつ様子を見ようとしたものの、私の場合は大きなおデブだったので、2〜3キロは誤差のうちだ。「2キロ減はいいけれど、その先変化せず」では、やる気が起きない。

◆「激落ち」期——スタートダッシュが肝心

これまで食べ過ぎていたわけだから、胃腸を休めるためにも、「強めの糖質オフ」に加え、食べる量も少なめにしてみた。これを**激落ち期間**とし、その期間の食事を**「激落ちメニュー」**と呼ぶことにした。

「強めの糖質オフ」とは、まず主食は食べない。甘い味つけのものも食べない。この期間はフルーツも食べない。

「食べない」が3つ続くと我慢が続きそうなイメージだが、そんなことはない。

確かに、以前の食事と比べると寂しい感じがしなくもないが、お腹は満ちる。これで充分と感じるのが大切だ。

お腹はいっぱいになっているのに、何かもの足りないと感じるのは「錯覚に違いない」と思い、温かいお茶を飲んでリラックス。

この時期はトータルで2〜3カ月ほどで、お酒も飲まないようにしていた。糖質の低いものなら飲んでも大丈夫なのだが、酔っぱらってタガが外れることを用心したのだ。

酔っぱらって「え〜い、食べちゃえ」ということが過去によくあったからだ。今回、そういうことがないとは限らない。

太った自分を許したとはいえ、それは気持ちの問題。問題行動には注意まだまだ自分を信用できない時期なのであった。

◆「ゆる落ち」期――体重を3～5キロ落としたい人はここからスタート

激落ちメニューでおもしろいように体重、体脂肪が落ちていった。

結局、**最初のひと月で6キロ減った**。体脂肪率は34％となり、体のだるさが薄らいできた。

しかし、あまり急激に体重を落とすと、皮膚がたるむなどのトラブルもあると聞いたので、３カ月を過ぎた頃から**「ゆる落ちメニュー」**も取り入れることにした。

「ゆる落ちメニュー」とは、昼食に炭水化物を解禁。気にしていたポン酢しょうゆやだししょうゆに含まれる糖質も、大量に使わなければＯＫとする食事法。衣に小麦粉をまぶしてあるので避けていたフライドチキンも、月に１回くらいなら、いいことに。

つまり、「弱めの糖質オフ」となる。

激落ちメニューとの組み合わせで、月２キロのペースでやせていったので、ようやく完全ゆる落ちメニューの段階に移行。しかも、激落ち期間の食べ方が習慣になっていたので、ゆる落ちメニューにしてからは、とっても楽。「2週間続けると習慣になる」と聞いたことがあるけれど、本当だ。これならずっと続けられると確信した。

私の場合、ゆる落ちメニューはノンストレス。食いしん坊の私が我慢をせずに続けられたのだから、いい食べ方なのだと思う。

もしかしたら、**体重を3~5キロほど落としたい人なら、ここからスタートしても大丈夫**かも。

ついでに夫も1年間で11キロやせた!

特に若い方なら代謝もいいから、ゆる落ちで充分対応できるはずだ。

事実、私の夫も何となくゆる落ちメニューにつき合っていただけで、1年間で11キロもやせたのだ。自分ではダイエットをしている意識もなくてやせちゃうなんて、悔しくもあり、めでたくもあり。

しかも、リバウンドはなし!

「ちゃんと食べる」とは、どういうことか

過去、ダイエットをしているときには「私、朝から食べてないの」なんて、よくいっていた。正確にいい直すと「私、朝食からそこそこ食べています」だ。

たくさん食べていないだけで、ダイエットで食事を我慢しているモードにどっぷりはまり、**悲劇のヒロイン**よろしく同情を買おうとする。

また、ダイエット中にスイーツをもらうと、「食べられないのに、ひどい人」とこっそり毒づく。

それが今までの私だ。

何か、やなヤツだけど許してほしい。あんまり深く物事を考えられないのだ。これは、今回の「自分との対話」で気づいたことのひとつ。深く考えられないのなら、浅くていいから明るく考えようと思う。

「もの足りない」のは〝気のせい〟です！

それに、今回のダイエットは「ストレス」をできるかぎり受けない食事法にした。もともと、「食べていない」はずはないのである。

でも、以前のテーブルの風景を覚えている私は、ふと、**「もの足りない」**と感じることもあった。

そんなとき、私は自分に語りかけた。

「大丈夫、ちゃんと食べていますから。あなたの適量を超さないようにしているだけで、もの足りないと思うのは気のせいよ」

あ〜（恥）、何か面倒くさい人のようなやり取りだが、これが大事なの。自分にいい聞かせるというよりも、会話をしている感じで進めると、気持ちが楽になる。

単純、なのかな。でも単純に、簡単に考えたほうが、ダイエットはうまくいくと思う。

◆〝味けない食事〟ではダイエットは長続きしない

大きな駐車場に何台も駐車してあるのを見て「屋台が出ている」、店の看板でバウワーと書いてあるのを「新しいハンバーガーショップができた！」と間違うほど、食いしん坊フィルターがかかっている私。食いしん坊にとって、食を我慢するのは地獄のようなものだ。

以前のカロリー制限では、カロリーダウンの調理が面倒くさくなり、量も極端に減らしたことによって簡単質素な食卓になってしまった。大切な食の時間なのに、悲しみが止まらなくなり、心折れた。

しかし、今回は**食事を楽しむ**ことを心がけた。買ってきたサラダも器に盛りつければ、ほらとってもおいしそう。温かいお茶と一緒に、よく噛んで食べた。

以前のダイエット中は量が少なかったこともあり、3～5分ほどで食事が終わっていたが、品数を増やしてよく噛むことにより、食事にかかる時間を増やすことができた。

するとと、**食べているうちに満腹を感じ、**満足できた。

また、新商品のリサーチという名のもと、個人的に摂取していたスイーツなどは、夫や友人たちと分け合って試食することに。自分が食べる量は減るが、少ない量でも味を把握できるよう、**〝渾身《こんしん》の味見〟**ができるようになった。感想をいい合うのも楽しく、みんなの意見も参考になる。

それから、私はよくお酒を飲む。ダイエット中は禁酒という暗黙のルールがあるようだが、**焼酎やウイスキーなどの糖質の低いお酒を選べば大丈夫。**会話を楽しみながら、お酒とともに食すのは、至福の時間である。

やはり、食事を楽しんでこそ、健康的にやせられるのだと実感した。

よく噛み、よく食べ、よく笑う

細かいカロリー計算より大切なこと

「カロリーダウンしてダイエット」「低カロリー」「ヘルシー」とよく聞くし、私自身もそう信じて生きてきた感がある。でも、本当にそうかな？

たとえカロリーがゼロでも、ほとんどが添加物系の食べ物をヘルシーといえるのだろうか。

また、オイルはカロリーが高いので、ダイエットに関しては敵視される傾向が強い。でもノンオイルだからヘルシーだと高らかに宣言できるものなのか。

摂取カロリーを減らすことだけを考えたダイエットは、何か視野狭窄《きょうさく》的な感じがする。

たとえば、ごはん茶碗1杯の白米を同量の雑穀米や玄米と比べてみると、白米のほうがカロリーは低い。でも、雑穀米や玄米はミネラルや食物繊維が豊富だから、ダイエット効果は高いといえる。

植物オイルにしても、たった大さじ1杯で111キロカロリーになるから、ダイエット中は怖くて使えないと思っていた。しかし、オリーブオイルや太白ごま油、ココナッツオイルなら、活性酸素を抑える抗酸化物質を豊富に含み、老化防止に効果があるといわれている。カロリーは気にせずに、逆に積極的に摂りたいものだ。

ただ、高カロリーの食品でも糖質オフなら食べても大丈夫とか、積極的に食べましょうとか聞くと、勘違いをしてしまう人もいるので要注意。

「食べていい」を「たくさん食べてもやせる」と思い、オリーブオイルを大量に飲んだり、ナッツを一度に1袋も食べちゃったり……。

これは極端な例だけど、ダイエットというと猛進してしまう傾向があるのは否めない。

カロリーを気にし過ぎないこと、糖質を低めに抑えればいいわけだから、平常心でいこう。

◆胃はひとつ。〝別腹〟はない

食後の**「甘いものは別腹」**、食間の**「小腹がすいたからおやつ」**は、使用頻度が高かったセリフ。そのたびに、しっかり食べていたのだから、太るのも当然だ。

食後の別腹はスイーツだけでなく、お酒のあとのラーメンにも通ずる。満腹なのにまだ入る。何と頼りのない満腹中枢よ。

早食いで満腹中枢が働かなかったり、大食いのクセがついていると、するっと入ってしまうものなのだ。

でもね、**胃はひとつ、別の腹はない。**

よく嚙んで食べたり、1〜2日ほど〝なんちゃって断食〟（朝はヨーグルト、昼は生野菜をポリポリ、夜は野菜スープで過ごす）をして胃腸を休めると、別腹とお別れできる（もともとないものにお別れするのも変だけど）。

◆「小腹がすく」のは〝胃の勘違い〟

小腹がすく。ちょっとお腹がすいた状態のときに、よくいっていたセリフだ。小腹なら小さなものを食べればいいのに、サンドイッチや巻寿司などをよく食べていた。これ、ちゃんとした食事の量だよね。

さて、この小腹。

実は胃の中で前に食べたものが消化されて腸に移動する際、すき間があくというか、**胃が縮むときに「お腹がすいた」と勘違いする**らしい。

つまり、**嘘の空腹**に振り回されて、小腹を満たすべく過食してしまうのだ。本当はお腹はすいていないのだから、数分経つと、その空腹感は消えてしまう。

小腹は嘘つき、小腹は亡霊。

そうよ、小腹になんて、もうだまされないわ。

でも、おやつを否定しているわけではない。温かいお茶を飲んだり、ナッツを2
3粒食べたり、チーズを1切れつまんだり。リラックスタイムとして楽しむことも大
事だと思う。

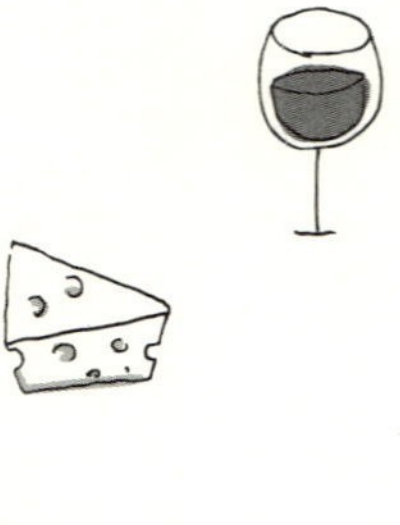

何といっても「腹八分目」

「食べたもの」の記録をつける

レコーディング・ダイエットという方法がある。

はじめのうちは、いつもの通りに食べて、食事内容を記録し、自分の食べグセなどを知る。次に体重、体脂肪率とともに食べたものを毎日記録して、1日1500キロカロリー(この数値は人によって違う)に抑えるといったやり方だ。

カロリー計算は面倒くさいけれど、この**「記録をつける」**というのは有効。

◆暴飲暴食——体に現われるのは3日後

私もダイエット中は毎朝体重と体脂肪を測り、食べたものを記録していった。最初は体重が落ちるのがおもしろくて、記録をつけるのが楽しくなった。

だが、記録することのよさは実はこういうことではない。

1カ月ほど記録をつけてみて、わかることがいろいろあった。

「あの店で食事をしたときは、3日間、体重が落ちない」

「この組み合わせで食べたときは、翌朝すごく体重が落ちている」

「暴飲暴食。体に現われるのは3日後」

などなど。

これがわかってくると、順調に落ちていった週をモデルにできる。太る店にはもう行かない。多分、目に見えないところで糖質豊富だったり、味が濃かったりしたのだ。

◆お寿司を食べて1キロ増えた翌日、どうする？

もちろん、大好物のお寿司を食べた翌日は1キロ以上増える。そんなとき、体重が落ちていった日々の食事パターンを2日ほど続けると、サクッと落ちる。過去の「記録」がよりよいパターンを教えてくれるのだ。

私はノートに手書きで記録をつけていたが、記録系のアプリもいろいろある。使いやすいツールを選んで、長続きさせよう。

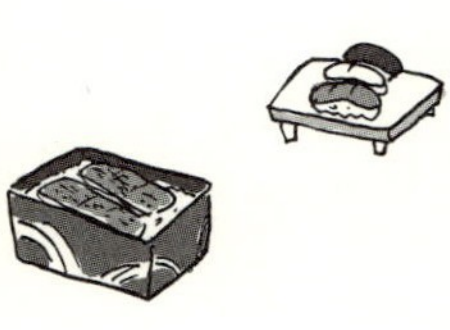

「記録」が有益な情報をくれる

「やせていく経過」を実況中継!「何を、どう食べていたか?」

激落ちの頃(やせ過ぎ注意)

炭水化物抜きだけでなく、味つけの糖分も避け、糖質オフをかなり意識していた時期。お酒も飲まずに頑張っていた。

ちなみに平日の昼食はテイクアウトかコンビニ、たまにお弁当といった具合。レストランに行くと、いろいろな誘惑に負けそうな気がしていた。

2-3ヶ月
↑
完全な糖質オフは
1ヶ月以上は
脳にわるい

2011年

6月6日(月) 65キロ 体脂肪率 34.8%

朝 青汁、ヨーグルト、コーヒー
昼 サラダランチ(サラダ、スープ)、紅茶
おやつ チーズ1切れ、コーヒー
夜 鶏鍋、浅漬け

6月7日(火) 65キロ 34.8%

朝 青汁、ヨーグルト
昼 コブサラダ、クラムチャウダー
夜 豆腐サラダ、刺身、野菜の炊き合わせ

6月8日（水） **64.2 キロ** 34.6%

朝 青汁、ヨーグルト、紅茶

昼 グリーンサラダ、野菜スープ、グリルドチキン、コーヒー

夜 もろきゅう、厚揚げ焼き、漬物

6月9日（木） **64 キロ** 34%

朝 青汁、ヨーグルト、カフェオレ

昼 刺身定食（ごはんなし）

おやつ ナッツ、コーヒー

夜 貝割れサラダ、焼き鳥（塩）、キムチ納豆

6月10日（金） **63.9 キロ** 34.5%

朝 青汁、ヨーグルト、カフェオレ

昼 野菜スティック、ゆで卵、カフェオレ（コンビニ）

夜 トマトサラダ、キャベツスープ、豚ひれソテー

6月11日（土） **63.7 キロ** 34.2%

朝 青汁、ヨーグルト、紅茶

昼 がんもバーガー、サラダ

夜 サラダしゃぶしゃぶ

6月12日（日） **63.5 キロ** 33.8%

朝 青汁、ヨーグルト、紅茶

昼 アボカドサラダ、野菜たっぷりスープ

夜 海鮮サラダ、青菜のおひたし、冷や奴

ゆる落ちの頃（無理せずやせる）

昼食に少量だが炭水化物を解禁。ごはん茶碗に半分の量というのが寂しいので、小さなお茶碗を買ってみた。夜は糖質の低い焼酎や赤ワインを飲んでストレス解消。

この頃から、朝に常温の炭酸水を飲むようになる。お通じがよくなり、夜、よく眠れるようにもなった。糖質オフに対応しやすい食べ方ができるレストランを見つけてローテーションに組み入れた。

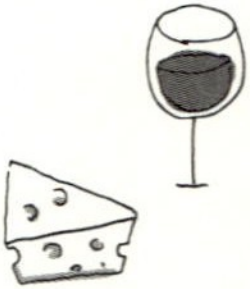

2011年

10月3日（月） **56キロ** 28%

朝 青汁、ヨーグルト、炭酸水

昼 トマトサラダ、サーモンのソテー（ごはん半分）

夜 サラダ、焼き野菜、ローストチキン（テイクアウト）

10月4日（火） **55.8キロ** 28.6%

朝 青汁、ヨーグルト、炭酸水

昼 ランチブッフェ（ごはんなし）

夜 サラダ、焼きキャベツ、生ハム、チーズ、赤ワイン

10月5日（水） **56キロ** 29.3%

朝 青汁、ヨーグルト、炭酸水
昼 サラダ、牛タン定食（麦ごはん半分）
夜 サラダ、青菜のおひたし、ぬか漬け、アジの塩焼き、焼酎

10月6日（木） **55キロ** 27.4%

朝 青汁、ヨーグルト、炭酸水
昼 サラダ、ラムローストランチ（パン1切れ）
夜 サラダ、枝豆、焼き鮭、チーズ、焼酎

10月7日（金） **55.5キロ** 27.8%

朝 青汁、ヨーグルト、炭酸水
昼 焼き魚定食（サラダ付き、ごはん半分）
夜 サラダ、豚とトマトのシチュー、ナッツ

10月8日（土） **55キロ** 27%

朝 青汁、ヨーグルト、炭酸水
昼 たこのペペロンチーニパスタ（エリンギでカサ増し）
夜 サラダ、キムチ鍋（豚肉）

10月9日（日） **54.8キロ** 27.2%

朝 青汁、ヨーグルト、炭酸水
昼 スープカレー（雑穀入りごはん半分）
夜 サラダ、ゆで野菜、厚揚げのチーズ焼き、キムチ

現在。キープ中(太らない食生活)

炭水化物は昼に食べ、夜は避ける。野菜は避けていた根菜も含め、たくさん食べる。気をつけるのはこれだけ。

朝は青汁かスロージューサーで絞ったフルーツ&野菜ジュース、ヨーグルト、炭酸水のセットが定着。

たまにチーズやフルーツを食べるようになった。甘いものが食べたいときは、少量を朝に摂るようにしている。

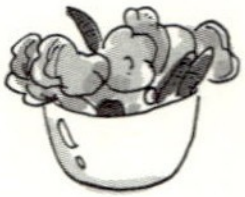

2014年

4月7日(月) **48.2キロ** 22.2%

朝 野菜ジュース、飲むヨーグルト、炭酸水

昼 スンドゥブ定食(サラダ付き、ごはん少なめ)

夜 サラダ、焼き野菜、焼き鳥(塩)、厚焼き卵、焼酎

4月8日(火) **47.5キロ** 22.5%

朝 青汁、ヨーグルト、炭酸水

昼 タイ料理のブッフェ(汁麺少し)

夜 サラダ、野菜のグリル、チーズ、トリッパ(牛の胃袋)の煮込み、赤ワイン

4月9日（水） **48.5キロ** 23.6%

朝 青汁、ラッシー、炭酸水、チョコレート

昼 ブイヤベースランチ（サラダ付き、パン1切れ）

夜 サラダ、ジンギスカン（野菜、ラム）

4月10日（木） **48.2キロ** 23.4%

朝 フルーツ＆野菜ジュース、ヨーグルト、炭酸水

昼 サラダ、チキンソテー、キッシュ、パン1切れ

夜 海鮮サラダ、野菜の炊き合わせ、ぬか漬け、牛のたたき、焼酎

4月11日（金） **47.3キロ** 22.8%

朝 青汁、飲むヨーグルト、炭酸水、チーズ

昼 サラダ、豚のしょうが焼き、みそ汁、ごはん少なめ

夜 サラダ、刺身、青菜のおひたし、野菜天ぷら、焼酎

4月12日（土） **47.5キロ** 22.3%

朝 青汁、ヨーグルト、炭酸水、ナッツ

昼 サラダ、五目野菜スープ、ギョーザ、カサ増しチャーハン

夜 サラダ、野菜炒め、ゆで豚、漬物

4月13日（日） **47.9キロ** 21.8%

朝 フルーツ＆野菜ジュース、ヨーグルト、炭酸水、ナッツ

昼 サラダ、おから入りハンバーグ、みそ汁、雑穀ごはん少なめ

夜 サラダ、蒸し野菜、焼き魚、オクラ納豆、みそ汁

〝食べてもやせた〟私の「リアルレポート」

✧スタートから1カ月

ダイエットをスタートしたのが5月の連休明け。ご想像の通り、連休太りで体重は73キロ。体脂肪は48％にもなっていた（家庭用のヘルスメーター）。何と、体の半分くらいが内臓脂肪と皮下脂肪。体調もすこぶる悪かったので、いよいよスタート。

最初は〝なんちゃって断食的〟に、ほんの少ししか食べない日を2日間。それ以降は「激落ちメニュー」（142ページより）に。でも、ここまでしなくてもいいのかも、とも思う。3～5キロほど減らしたいという方は、「ゆる落ちメニュー」（146ページより）からスタートしてくださいませ。

★スタート時　157センチ　73キロ　48%　15号の頃★

5月上旬　70キロ

なんちゃって断食2日を経て「激落ちメニュー」に突入。すぐに効果が現われた。

5月中旬　68キロ

禁酒。主食は完全抜き。調理に小麦粉や片栗粉を使わず、調味料にも砂糖やみりんを使用せず。ヘルスメーターに乗るたびにサクサク落ちていった。

5月下旬　67キロ〈このあたりで6キロ減〉

軽井沢に2泊3日で旅行。2キロ太る。今までならここで挫折していたが、少し前の確かなやせ方に光を見出して続けようと思った。

◇スタートから2カ月

ヘルスメーターに乗るのが楽しくなるくらい、順調にやせてきた。「激落ちメニュー」は正直いって、最初はもの足りなさを感じたが、それは「見た目の問題」だと気づく。食べ終われば満腹感があったので、「あの量で大丈夫なんだ」と実感した。

6月上旬〜中旬　65キロ〜64キロ

「激落ちメニュー」を継続。たまに空腹に襲われるが、温かいお茶と2〜3粒のナッツでリラックス。昼食はコンビニでおかずを買ってきて食べることが多かった。

6月下旬　63キロ〈このあたりで10キロ減〉

この頃から「やせた?」と聞かれることが多くなった。

◇スタートから3カ月

順調に減ってきたので、少し自分を甘やかしてみて変化を探ることにした。まずはお酒の解禁。低糖質の焼酎の水割りを飲み、おつまみも低糖質のものを選んで食べた。前月のように激しくは落ちないが、確実に下げ傾向。ゆっくり落としていこう。

7月上旬〜中旬　63キロ〜62キロ

お酒を飲んでも大丈夫なことを知り、アルコール解禁！ランチに行ける店を3店確保。

7月下旬　61キロ〈このあたりで12キロ減〉

お酒を飲んだ後、たまに食欲爆発してしまったことも。

◇スタートから4カ月

7月末の旅行で3食、米を食し、2泊3日で3キロ増えた。挫折しがちなこのできごとを「やはり糖質は太るもと」と学び直し、気を引き締めた。
実際、前月の2キロ減を上回る3キロ減を実現した。気の持ち方次第だな、と感じた夏の日。

8月上旬　62キロ

7月下旬の旅行で3キロ太った影響で、トータルで少し上がる。

8月中旬　60キロ

気合いを入れ直して激落ちメニューを実践。暑かったせいもあって、体重は順調に落ちていく。

8月下旬　58キロ〈このあたりで15キロ減〉

激落ちメニューにも慣れ、ストレスはほとんど感じなくなっていた頃。

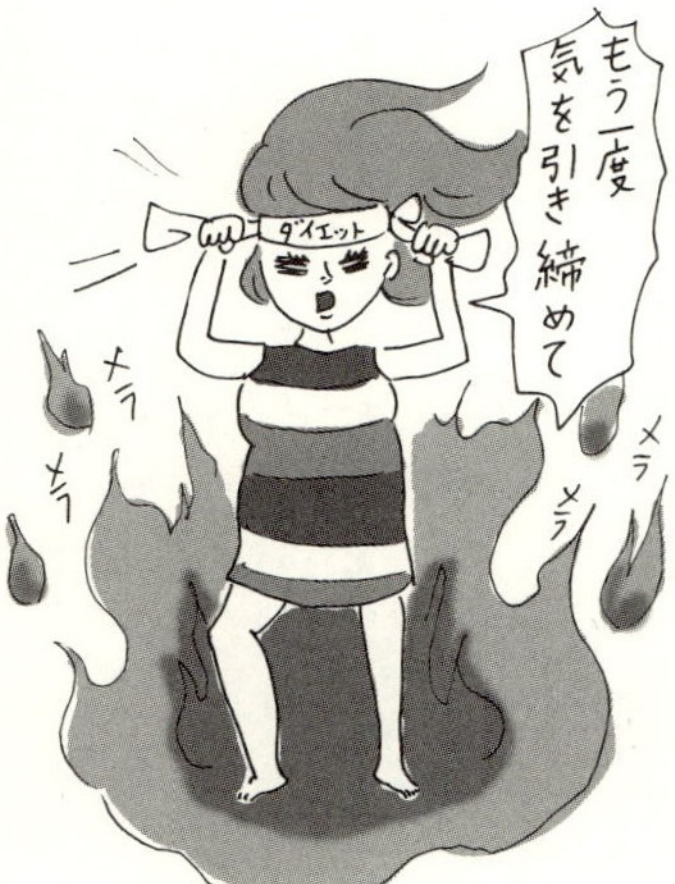

◇スタートから5カ月

10キロ以上やせたことで、今まで着ていた服がデロ～ン。ベルトをして対応していたが、どうにもならなくなった。以前は「買い替えても、またすぐ太るかも」と買い控えをしたこともあったが、今回は前向き思考。クレジットカードを握ってショップに走る。9号がOKだったことに喜び、大人買い。

9月上旬～中旬　57キロ

顔の形が変わってきた。体も少し軽く感じるようになる。

9月下旬　56キロ〈このあたりで17キロ減〉

最初の思い切った服の買い替え。11号なら入るかなと思っていたのに9号だった。

◇スタートから6カ月

ダイエットをスタートして半年。大幅に体重を下げるのは、このあたりでストップ。あとは、「ゆる落ちメニュー」で月に1キロ減を目指す。糖質を少し摂りながら、好きなものも月いちくらいで食べることに。毎月コンスタントに落とせるって素敵！

10月上旬〜中旬　56キロ〜55キロ

激落ちメニューとゆる落ちメニューをミックスし始めた頃。少しなら糖質を摂ってもよしとした。服のテイストが変わったせいか、気分上々。友だちと会うのも楽しい。

10月下旬　54キロ〈このあたりで19キロ減〉

体がかなり軽くなる。11月に山デビューすることに。山ガールテイストの服を購入。

◇その後の6カ月

ゆる落ちメニューに移行して6カ月。月に1キロずつコンスタントに落ちていった。「月いちお寿司」も解禁! 確かに翌日体重は増えるが、1日ほど激落ちメニューにすれば、すぐに取り返すことができると知る。体にも精神的にも負担がなかった。
少し太めの人やお若い方は、このゆる落ちメニューで結果が出ると思う。夫も基本的にはゆる落ちメニューで1年間で11キロ落とすことができた。

11月　52キロ〈21キロ減〉
箱根の金時山に登る。キツかったけど、達成感あり。頂上で食べた豚汁に感激!

12月　51キロ〈22キロ減〉
クリスマスや忘年会などイベント続きだったが、ゆる落ちの食べ方を実践して乗り切った。

1月　50キロ〈23キロ減〉
餅の魅力に抗えず、正月で1キロ増えたが、1日激落ちメニューにして、「なかったこと」に。

2月　49キロ〈24キロ減〉
「月いちお寿司」を解禁！　対応が早ければ取り戻せると知り、心に平安が訪れた。

3月　48キロ〈25キロ減〉
2度目の服の買い替え。礼服を買いに行って、7号になっていたことを知った。

4月　47キロ〈26キロ減〉
48キロでキープしようと思ったが、はずみでもう1キロ落ちた。現在は食べる量を少し増やして47・5〜48・5キロでキープ中。週いちの筋トレも苦ではなくなった。

もう〝ウエストはゴム〟の服とは決別

ダイエットの最初の目的は、絶不調の体調をどうにかするためだったが、いちばんうれしかったのは、**「いいなと思った服を着られるようになった」**こと。

それまでは、とても大きいサイズなのに9号として売られているところの服を愛用していた。もちろん、パンツやスカートのウエストはゴム！

ところが、事実を受け止めるときがついにやってきた。フォーマルウエアである。

ここのサイズはシビアだ。

まず、13号を試着。背中のファスナーが上がらない。うそ？　じゃあ、15号？　あぁ15号ね、15号。私のサイズは15号。

というわけで、自分のサイズが15号という事実を認識。この頃、入ったスポーツジムでも、LサイズのTシャツをレンタルしたらパツパツだった。自分の感覚では、もう少し小さいと思っていたのに、自分を客観視できていなかったようだ。

〝未知のサイズ〟がやってきた

今回のダイエットでは、最初、体重や体脂肪ばかり気にしていて、サイズについてはあまり注意していなかった。

だから、ある日、鏡を見て「あれ、何か違～う」と違和感。服を着た私の格好がだらしないのだ。肩は落ち、ややヒザ下だったスカートもふくらはぎあたりまで落ちて、ずるずるな感じ。

これはもう、服を買い替えなくちゃ！　クレジットカードを握りしめ、デパートにダッシュ！　前から気になっていたショップに入った。

「もう11号くらい着られるかもしれない。うひひ」という期待感がばれないように、冷静を装って服を品定めしていたら、「お客様？」とスタッフさんから声をかけられた。ギクッ。

「何でしょう、まだ無理ってことなのかしら（心の声）」

「お客様でしたら、こちらのサイズになります。ご試着されてはいかがでしょう」

「え！　9号？　無理むり。それにそのデザイン若い。私には若すぎる（心の声）」

「どうぞこちらへ」

断ることができない小心者の私は、とりあえず試着室へ。

すると、入った。しかも、けっこう似合っている！

「買う買う買う買う（心の声）」

結局この日、5着も買ってしまった。その後、いいなと思った服を試着しては「入るんだ～」と感激して、あまり似合わないものまで買ってしまうことになる。

そして半年。ついに未知のサイズと出合うことになる。

法事があるので、礼服を買い替えようと、フォーマルウエアのショップへ。

「もう9号、大丈夫だもんね～」と強気な私。

「お客様？」

「え？　フォーマルでは、まだ9号は無理？（再び心の声）」

「お客様は、こちら7号です」

「ええ？　試着もしていないのに見ただけでわかるの？（心の声）」

「こちらへどうぞ」

なるほど、さすがプロ。7号ぴったり。

そういえば最近、ゆるくなってきた服が増えていたけれど、あれは服が伸びたわけではなかったのだ。7号なんて夢にも思っていなかった。

以後、家計を揺るがす服の買い替え狂想曲が続いた……。

「いいな」と思える服が着られる幸せ♡

歩ける！　登れる！「やせる」と体を動かすのも楽しい！

とにかく**「5分以上歩くのなら、車を出せ」**的な考えだった私。体が重くてだるくて、歩道橋をわたりたくないばかりに買い物をあきらめることもしばしばだった。

食事だけでなく「適度な運動を」って、医者にいわれていたけれど、その適度な運動がキツいのよ。無理して動くとストレスになるといういいわけのもと、ダイエットを始めてしばらくは何もせず。

ただ、週いちでストレッチをしてもらい、体をほぐすことはしていた。自分で動かないですむから楽なのである。「そのうちに筋トレしましょうね」と微笑むトレーナーさんに「えへへ」と返す。

◆「山登りの想い出」さえ、食べ物だけど……

ところが、というか当然というか、10キロほど体重が落ちた頃、急激に体が軽くなったように感じた。

歩ける、歩ける! 足取りが軽い。

早速、ウオーキングシューズを購入し、月いちくらいだけれど、里山散歩に出かけるようになった。

車通りがなく、高低差のない里山散歩は、これぞ適度な運動。無理せず、おしゃべりしながら歩ける速度で1~2時間。歩いた後はすっきりして、お酒もうまい!

そして、はじめての登山。箱根の金時山に登った。初級から中級向けの山なのだそうだ。

行って帰って3~4時間ということで、途中で無理とわかったら、その場で待つ覚悟をしていたが、何とか頂上へ。

そこで食べた豚汁のおいしかったこと！
その後、インドで標高3600～4000メートル（富士山より高い！）のトレッキングもした。登った後のビスケットとミルクティ、おいしかったな～。

「山登りの想い出さえ、食べ物だ」

というのが私らしいけれど、やせてみてはじめて体を自由に動かせる喜びを知った。

山頂で食べる豚汁って、最高☆

やせたらマイナス5歳肌!?「見た目コンプレックス」から脱出

明るくはきはきとしているというより、「何とかなるさ」の精神で楽観的な私。「落ち着いている」とか、「精神的に安定していそう」といわれるのは、多分「ぐうたら」な部分のミラー効果なのかもしれない。

確かに太っていたときはコンプレックスがあり、人の目を見て話すことが苦手だった。目を見て話すということは、私も見られている。

「丸まると太ってるな〜」「デブスだな〜」なんて思われているのではなかろうか、と考えてしまうのだ。

何とも自意識過剰なコンプレックスなのだが、それをコントロールする術は持っていなかった。

それがなんと、15キロほどやせた頃から変わってきた。

体が軽くなったせいか、気持ちまで軽くなったのだ。気持ちが軽くなると、人の目を見て微笑んだり、こちらから声をかけたりできるようになった。自分でも、こんな面もあるんだと意外に感じた。

単純なのかもしれないが、その単純＝楽観的な部分が、ようやく明るさに結びついたのだ。これはもう喜んだほうがいい。

◆筋肉量、骨密度も落ちなかったんです！

たとえば、これまではパーティなどの宴席で、自分からあまり声をかけることはなかったが、今ではわりと積極的にお話をできるようになった。話せばみなおもしろいし、いつの間にか声や笑い声が大きくなる。

以前は、端っこで食べて飲んで帰るだけ。

太るのが嫌で敬遠していたパーティだが、話したり笑ったりで代謝が上がるのか、翌日はやせていることが多い。

それに、今回のダイエットは私に**「若返り」**という大きなプレゼントをくれた。栄養のバランスがよかったせいか、筋肉量、骨密度ともに落ちることなく、皮膚がたれることもなく、肌が荒れたり髪が抜けたりすることもなく、うまいことやせることができた。

多分、5歳くらいは若返ったような気がする。誰にもいわれていないけれど、5歳くらいは……。

「体が軽くなって、若返って」……いいことずくめ!

4章

「食べてもやせる」は本当でしたよ

――食べることが大好き。だから、「量」と「質」を真剣に考えた

カロリー計算も、ムリな我慢も、
一切必要ありません！

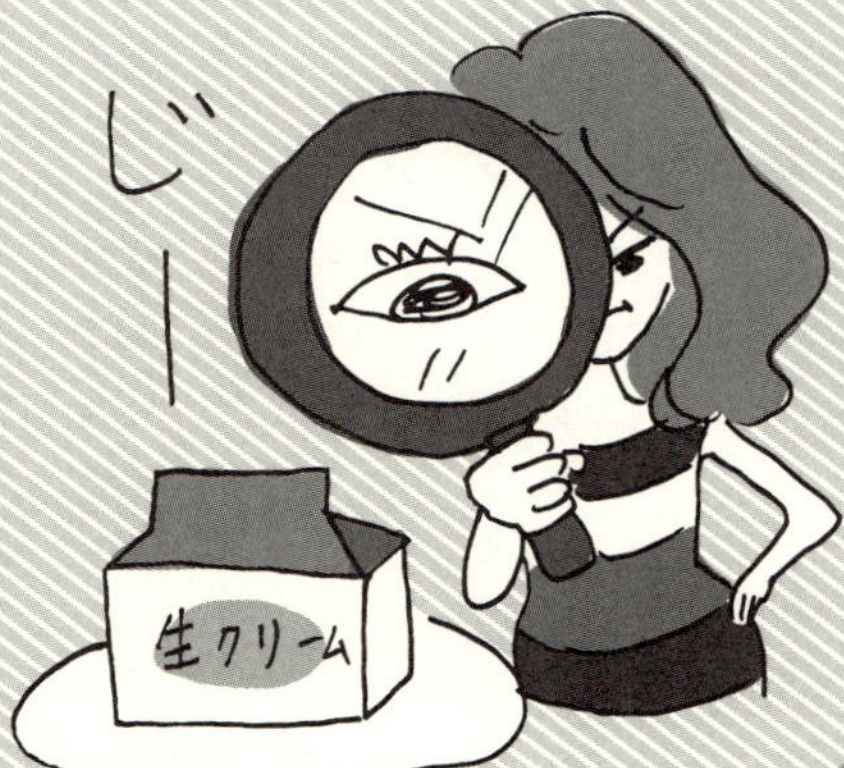

「主食」を抜く分、何で満足感をプラスする？

食べること、本当に大好き。食べ物のことを考えるのも、とても好き。見るものすべて食べることと結びつけてしまう。ぷるぷるミルクプリンみたいな美容クリーム、おいしそ〜。ミルクティ色のにゃんこ、おいしそ〜。桃まんみたいな赤ちゃんのほっぺ、おいしそ〜。

実際に食べるわけではないけれど、おいしそうに見えるって、幸せ。

こんな私に食を我慢するダイエットがうまくいくわけがない。

そこで、今回は本当によ〜〜〜〜〜く考えた。

基本的には糖質オフ。主食を抜く分、野菜料理を1品追加するが、塩分を摂り過ぎないよう、生の野菜の味つけを控えめにし、野菜のおいしさを味わうようにした。塩分を摂りすぎるとむくむし、血圧上昇にもつながる。他のおかずもシンプルな味つけにし、素材のうま味を楽しむ。

幸いにも、「糖質オフ」のいちばんのおすすめの味つけは塩、こしょう。オリーブオイルなど、油もどんとこい。だから、塩、こしょうなどの調味料、オリーブオイルなどの油はできるだけ（予算に合わせて）いいものを選んだ。大量に食するわけではないので、多少高くても良しとした。

◆少量でも〝満腹感〟を得るコツ

それから、お腹いっぱい食べようと思うあまり、低糖質のものをどっさり食べることは避けた。というのも、大量食いがクセになると、どんなときもお腹がパンパンにならないと満足できない体になってしまうから。消化するのも大変だ。胃や腸のことも考えてほしい。

要するに、今までは自分の適量より食べ過ぎていたわけだから、適量に戻せばいいだけのこと。ただ自分の適量は自分が思っているより、かなり少ない。ここの量する葛藤はあると思う。

そこで、こう考えた。「量を減らしたくらいで餓死はしない」。結局、適量なのだから、食べ慣れていくうちに満腹感が得られるものなのだ。これは本当。**2週間続けると習慣になる**から、だまされたと思って試してみて。

また、食べ方も大切。今までは、好きなものをいちばん最初に食べるタイプだったが、これを改めた。

食べる順番は、生の野菜、加熱した野菜（スープも含む）、肉か魚、豆製品。激落ちの頃は主食はなし。ゆる落ちの場合は、肉か魚、豆製品の後に少し主食を食べる（満腹になっていたら食べないことも）。生の野菜から食べると、必然的によく嚙むことにつながる。満腹感を得やすいのだ。

◆チーズ、生クリームはOK、コク出しに重宝

糖質オフの食事は、主食と甘いもの（味つけも含む）を食べないだけだから、とてもシンプル。難しく考えることはないのだ。

私の場合は、動物性脂肪を摂るとやせにくいため、できるだけ**赤身肉**を選んだ。**豆腐や厚揚げなどの豆製品**もよく食べた。

チーズや生クリームもOKだから、コク出しによく使った。

ただ、乳製品はチーズのように発酵したものはいいが、日本人には消化しにくく、腸を汚すという説もある。

気になる方は、豆乳や豆乳を発酵させた豆乳ヨーグルトなどを使ってみて。豆乳も料理に使うとコクが出るし、豆乳ヨーグルトもそのまま食べるだけでなく、シチューやカレーなどに入れたり添えたりしてもおいしい！

「あれもダメ、これもダメと考えず、あれも食べられる、これも食べられると考えて、食の楽しみを広げる」

これを今回のダイエットにおける精神的な支えとしたことで、「食べてもやせるダイエット」が成功したのだと思う。

「生野菜↓加熱野菜↓たんぱく質」の順に食べる

面倒なカロリー計算は不要、調理法もシンプル！

家でダイエット料理をつくると、カロリー計算は面倒だし、カロリーダウンさせるための調理も大変だと思っていた。

でも、今回はダイエット料理とは違う。大ざっぱにいってしまえば、今まで食べてきたものから主食を除けばいいだけなのだ。

しかも、甘い味つけを避けるということは、塩、こしょうだけのシンプルなメニューがおすすめということだ。

これは、とっても楽！

生野菜は、普通にサラダでＯＫ。スティック状に切ったりして変化をつけるのもいい。ドレッシングはレモン汁、オリーブオイル、塩、こしょうでシンプルに。砂糖不使用のマヨネーズも使える。

加熱野菜は具だくさんのみそ汁やスープでもいいし、焼き野菜、蒸し野菜、ゆで野菜、炒め野菜など何でもござれ。

プラスぬか漬けがあると乳酸菌も摂れていい。

◆「糖質オフの献立」は〝時短料理〟でもあった!

たんぱく質は肉、魚、豆製品の中から選んで1品。ときにより2品（酒のつまみの場合）。

私の場合は、肉が続くとやせなかったので、肉がメインだったら次の食事はお魚か豆製品をメインとしていた。

味つけの基本は塩、こしょうのみ。何て簡単なの!

グリルで焼いたり、フライパンでソテーしたり、ゆでたり蒸したりと調理法を変えていけば、飽きることはない。

味に変化をつけたいときは、ハーブやスパイスをプラス。味つけに失敗することもない。

こう考えていくと、生野菜は切ったり、ちぎったりするだけ。加熱野菜も汁物に入れたり、そのまま加熱したりするだけでＯＫ。たんぱく質も、ものによっては加熱して、塩、こしょうで味つけするだけ。

糖質オフの献立は、ふだんの調理時間を大幅に短縮してくれる**時短料理**でもあったわけだ。

もちろん、家族の分とつくり分ける必要もないから楽！

「糖質オフ料理」は「時短料理」でもある

外食、お酒、おやつだって、食べられるんです

糖質オフの食べ方は、家でつくる料理以外にも、外食やお酒の席、おやつにも対応できる。

だから、せっかくの食事の機会をつぶさないですむ。ダイエットしているからといって、お食事会や宴会を断るなんてナンセンス。積極的に出席しよう。

まず、外食。丼ものや麺類などの1品料理は避け、定食やセットメニューなど、生野菜のサラダがついているものを選ぶ。ごはんやパンは「なしで」と頼みにくい場合は、「ごはんは半分」と頼んで一緒に行った人に分けてしまう。または、サラダとメインの料理の単品注文もおすすめ。

ただし、サラダを頼むとシェアされてしまいがちなので、「これは私がひとりで食べる分」と主張。シェアしたい場合は、もう1品注文することをおすすめする。

ランチの内容

激落ち後半の頃

サラダランチ
たっぷりのサラダと本日のスープ(パンは食べない)

ファストフード
サラダ、スープ、グリルドチキン

コンビニ
野菜スティック、カップみそ汁、ゆで卵

お肉のランチ
サラダ、ラムロースト(つけ合わせにゆで野菜あり)

ゆる落ちの頃

刺身定食か魚の塩焼き定食
サラダ、おひたし、みそ汁、
刺身か魚の塩焼き(ごはん半分)

サラダランチ
たっぷりのサラダと本日のスープ(パンは1切れ)

ブイヤベースランチ
サラダ、ブイヤベース(パンは1切れ)

牛タン定食
サラダ、スープ、牛タン塩焼き(ごはん半分)

＊激落ちのときは、昼食、夕食とも「主食はなし」。

◆居酒屋、イタリアン、中華で何を選ぶ?

お酒を飲むときも、お約束は同じ。

焼酎やホッピー、ウイスキー(ソーダ割)、甘くない赤ワインをチョイス。お酒のカロリーは気にしない。

おつまみは少量ずつ盛ってあることが多いので、その分いろいろ食べられるのが魅力だ。

これは激落ち、ゆる落ちのときも同じ。

ただ、ゆる落ちのときは、たまに野菜の天ぷらや薄味の野菜の炊き合わせ(根菜類)など、糖質を含むものも食べていいことにしていた。

また、イタリアンやフレンチのディナーでは、「食べる順番ダイエット」の順番の通りに出てくるので、それに合わせて料理をセレクトすればOK。パスタやパン、デザートは避けてチーズを選ぶ。

酒の席でのつまみの「食べ順」の例

和風居酒屋や炉端焼きの店

サラダ、焼き野菜 → 冷や奴 → 刺身 → 焼き鳥(塩)

イタリアン、フレンチ

サラダ → グリル野菜もしくはスープ(コンソメ系)
→ 肉か魚のステーキもしくはグリル → チーズ

焼肉店

サラダ → キムチ、野菜焼き → スープ
→ 肉いろいろ(塩)

ちょっと困ったのが中華で、味つけに砂糖が使われていることが多く、とろみをつける片栗粉も糖質が高め。ギョーザやシュウマイの皮も糖質だ。

というわけで、中華が食べたいときは家でつくることに。

この他、糖質が高めになりがちなカレーやパスタも外食は避け、家でひと工夫。調味料使いやカサ増しテクでおいしくいただくことにした(詳しくは次の章に)。

おやつ——ダイエット中の私は「このお楽しみ」が定番でした

おやつの場合は、ナッツ2～3粒、もしくはチーズ1切れに温かいお茶というパ

ターンが多かった。でも、これは最初の頃だけ。ちょっとストレスを感じていたのかもしれない。

だから、おやつを我慢するよりも食べたほうがいいと思った。

ただ、食べるときに罪悪感をもってはいけない。あくまでもリラックスタイムと考えるのが大切だ。

そして、不思議なことに、糖質オフの食事に慣れてくると、おやつを食べようと思わなくなる。多分、1回の食事で満足感を得られるからなのだろう。

外食も、お酒も、おやつも、心配なし

このメニューだけは〝見送る〟のがベスト

糖質オフの食事では、だいたいのものが食べられるので、ここでは外食の際に避けたほうがいいメニューを紹介。

ごはんが主役の料理

牛丼、天丼、親子丼などの甘い味つけの丼もの。ごはんの量が多く、調味料にも砂糖やみりんが使われている。タレがごはんに染みるので、逃げ場がない。また、寿司もごはんが主役。お寿司屋さんのメニューにも野菜料理は少ないので要注意。

これなら大丈夫？／海鮮丼を食べたいときは刺身定食にして、ごはんの量を減らす。お寿司屋さんでは刺身をたのみ、つまも食べる。野菜の料理があれば食べる。汁物もたのむといい。どうしても寿司を食べたいときは、しゃりを小さく握ってもらおう。

麺が主役の料理

スパゲッティやうどん、そば、ラーメン、焼きそばなどは、麺が主役で具が少ないことが多い。

これなら大丈夫？／サラダや肉か魚のグリルがあれば注文。ラーメンは専門店でなければ肉野菜炒めやスープがあるので、そちらをチョイス。どうしても麺類が食べたいときは、家でカサ増しクッキング。

カレー

カレールウに含まれている小麦粉や脂、チャツネなどの甘味が問題。具のじゃがいも、にんじんも糖質が高いし、合わせるごはんやナンも、ずばり糖質。

これなら大丈夫？／サラダやタンドリーチキンなどのサイドメニューを組み合わせて。

お好み焼き、チヂミ

いわずと知れた粉もの。たこ焼きも要注意。

これなら大丈夫？／お好み焼きを食べるのなら、やや糖質の低いもんじゃ焼きをおすすめ。

ハンバーグ

意外に思われるかもしれないが、ハンバーグも要注意メニュー。それは、ハンバーグのつなぎにパン粉が使用されていることが多いから。ソースに砂糖などを使っている場合もあるので、外食では△。また、ハンバーグと同様、ソーセージなどの練り物も、中に何が含まれているかわかりにくいので避けたほうが無難。

これなら大丈夫？／つなぎを使用していない店をチョイス。

ピザ

ピザ生地が小麦粉使用で糖質高め。

これなら大丈夫？／薄い生地のピザなら1切れ。宅配店ではサイドメニューが豊富なので、サラダやグリルドチキンを選ぶ。

その他　要注意メニューリスト

「これは食べても大丈夫ですか？」という
質問が多かったものを紹介

コロッケ、ポテトサラダ、肉じゃが、
フライドポテトなど、
糖質が高いじゃがいも を使った料理

すき焼き、煮魚など、**甘い味つけ** の料理

フライ、天ぷらなど、**衣が糖質**（素揚げならOK）

マカロニサラダ（サラダといっても具は糖質）

ハンバーガー、ホットドッグ

肉まん、あんまん（具も皮も糖質たっぷり）

アメリカンドッグ

根菜の煮物
（根菜も味つけも糖質高め、かぼちゃも要注意）

おでんの練り物
（さつま揚げなどの練り物に砂糖が
入っていることも）

おでんを食べるなら、こんにゃく、しらたき、
卵、牛筋、昆布がおすすめ

「食べても大丈夫」な食品は、こんなにたくさん！

すべての食品の糖質の量を把握するのはたいへん。

そこで、口にする機会が多い食品をピックアップして、大丈夫なものと避けたいものに分けて次頁に載せてみた。

確かに、以前は「避けたい食品」に入っているもののほうをよく食べていた。今は「大丈夫な食品」にシフトして、おいしく楽しく簡単に。

ただ、避けたいものも「絶対にダメ」と思うとつらくなるので「たまにはちょこっと食べてもＯＫ」としている。

「食べてもやせる」食品とは──

	大丈夫な食品	避けたい食品
穀類		米(ごはん、かゆ、餅) 小麦（パン類、麺類、小麦粉、ギョーザなどの皮） そば コーンフレーク　ビーフン
肉類	牛肉　豚肉　鶏肉　羊肉 その他の肉 加工品(ハム、ベーコン、ソーセージ、コンビーフなど)	味のついた缶詰
魚介類	魚類　貝類 えび　かに　たこ　いか 水煮缶詰　油漬け缶詰	練り製品(かまぼこ、ちくわなど) 佃煮類　味のついた缶詰
卵	鶏卵　うずら卵	
乳製品	チーズ　バター　生クリーム	牛乳　ヨーグルト(無糖・加糖)
豆類	大豆(ゆで) 無調整豆乳 大豆製品(豆腐、油揚げ、湯葉、納豆、おからなど)	調製豆乳 あずき　　いんげん豆 (金時豆、うずら豆など)
野菜類	キャベツ　レタス　サラダ菜 白菜　小松菜　ほうれん草 春菊　チンゲンサイ　なばな グリーンアスパラガス ブロッコリー　カリフラワー たまねぎ　にら ねぎ　あさつき　わけぎ セロリ　モロヘイヤ きゅうり　オクラ トマト　ミニトマト なす　ピーマン　ししとう	かぼちゃ とうもろこし そら豆 にんじん れんこん 甘い味つけの漬物（甘酢漬けなど） にんじんジュース

野菜類	とうがん さやいんげん　さやえんどう 枝豆　スナップえんどう 大根　かぶ　ごぼう　たけのこ もやし　貝割れ大根 しそ　三つ葉 みょうが　しょうが　パセリ ぜんまい　わらび　ふき トマトジュース	
いも類	こんにゃく	じゃがいも　さつまいも 里いも　山いも くず粉　くずきり 片栗粉　コーンスターチ はるさめ　マロニー
きのこ類	えのきだけ　エリンギ しいたけ　しめじ　まいたけ なめこ　マッシュルーム きくらげ	佃煮類
藻類	のり　わかめ　ひじき　こんぶ あらめ　寒天　ところてん	佃煮類（佃煮のりなど）
種実類	ごま　くるみ かぼちゃの実　まつの実	アーモンド　ピスタチオ ピーナッツ　カシューナッツ マカダミアナッツ ひまわりの種 ぎんなん　くり ピーナッツバター
果物類	アボカド	旬の果物　バナナ ドライフルーツ（レーズン、プルーンなど） 缶詰類（シロップ煮、シロップ漬け） ジャム　ジュース類

菓子類		砂糖の入った菓子類（洋菓子、和菓子、ゼリー、アイス類など） スナック菓子（ポテトチップスなど） 米菓子(おかき、あられなど) 清涼飲料水(100%果汁、スポーツドリンクなど)
嗜好飲料類	焼酎　ウイスキー ブランデー ウォッカ　ジン　ラム 糖質ゼロの発泡酒 お茶類(緑茶、麦茶など) コーヒー(砂糖なし) 紅茶(砂糖なし)	清酒　ビール 発泡酒　ワイン 紹興酒　梅酒　白酒
調味料	しょうゆ みそ(白みそは除く) 塩 酢 マヨネーズ(砂糖不使用) 香辛料	ウスターソース　とんかつソース 甘みそ(白みそ) コンソメ　顆粒風味調味料 酒粕 オイスターソース ケチャップ　チリソース カレールウ　ハヤシルウ シチュールウ 焼肉のタレ　ポン酢しょうゆ めんつゆ　だししょうゆ 砂糖　はちみつ　みりん
油脂類	オリーブオイル ごま油　キャノーラ油 バター	

〝たまに食べるお寿司〟の官能的なおいしさ！

私の大好物ナンバーワンはお寿司。回るお寿司もスーパーのお寿司のパックも大好きだ。

お寿司はヘルシーだと思われがちだが、寿司酢に砂糖が含まれていることもあり、糖質オフ中には避けたいもの。

ただ、「本当に好き！」であれば、**我慢のし過ぎは後々の暴走を生む**。

そこで、ふだんからよく食べていたお寿司を**「ご褒美食」**に昇格。月に1度もしくは2カ月に1度、そこそこ高級店に予約を入れて食べることにした。

食べる日が決まっていれば、ふと回転寿司のお店が目にとまったとしても「〇日に△△でお寿司を食べるから平気」という気持ちになる。

スーパーのお惣菜コーナーのお寿司のパックを見ても、ぐいぐいと引き寄せられることはなくなった。

◆“ご褒美食”があるから、ダイエットも頑張れる

予約をした日を心待ちにし、わくわくした気分で日々を暮らす。これも、ダイエット中の楽しみになった。

たまに食べるお寿司は、それこそおいしくて官能的！　月に1度くらいなら、すぐにリバウンドということにもならない。

翌日は確かに体重が増えるけれど、糖質をよりカットして対応すれば、すぐになかったことにできる。

外食にもメリハリをつけて気持ちの停滞を防ぐ。これが、飽きずに続ける秘訣なのだと思う。

そして、はたと気づいた。

ダイエット中に月いちか、ふた月に一度行っていたお寿司屋さん、ここ1年を振り返ってみると、たった2回しか行っていない。

思えば、お寿司は私の**「ストレス解消食」**だったのかもしれない。ストレスが少なくなった今は、前ほどの執着を感じないのだろう。

お寿司、今も変わらず愛しているけれど。

「ストレス解消食」を〝ご褒美食〟に昇格！

意外⁉ ブッフェはダイエットの強い味方

ランチを外で食べるとき、ごはんを残すのは嫌だ。「半分で」と頼んでも、まだかなりの量のときもある。

小心者の私は「さらに減らして」といえず、お腹がいっぱいになっていても全部食べてしまうことになる。誰か連れがいれば、自分の分のごはんを食べてもらうことができるが、ひとりのときは困った。

そこでハッとひらめいたのが**ブッフェの利用**。

そう、食べ放題の店だ。これまでは食べ放題の店は、それこそ〝思い切り食べる〟ために入っていた。

「もとをとりたい」という気持ちもあるが、食いしん坊にとっては、たくさん並んだ食べ物を「全種類、制覇したい」のだ。

しかし、「並んでいる料理をすべて食べる」から「食べられるものを選んで食べる」に方向転換。

食べる順番に合わせて器に盛ってテーブルにつく。ひと皿食べ終えてから、次のひと皿を盛ってくる。

これでお腹いっぱい！

いろいろな種類の野菜が摂れるのも魅力だ。主食とスイーツのコーナー、甘い味つけのおかずを避ければいいから簡単。

〝待ち時間〟がないのも魅力的

また、急いでいるときはカレーライスとか丼ものの店を選びがちだったが、ブッフェの場合は、すでに料理が並んでいるわけだから待ち時間がない。これも、魅力。時間制限60分をフルに使おうと思わなくてもいいのだ。

実際にサッと食べてササッと立ち去るサラリーマン風の方もいた。ひとりでは恥ずかしいかもと思っていたけれど、女性のひとり客も多い。気を使わずに好きなものを好きなだけ食べられるのがいい。

ブッフェはダイエットの強い味方。

今ではけっこうコストパフォーマンスの高い店も増えてきたので、探してみてはいかがだろう。

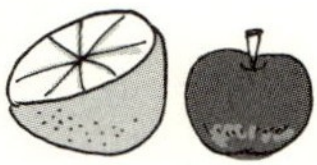

ブッフェは「忙しいけれど、やせたい人」に向いている

「甘いもの」を食べるなら昼食後2時まで

ダイエット中に浮上するのが、**「甘いもの」**問題。

甘いものを我慢できないのか、甘いものを食べるのがクセになっているのか、そこにあるから食べるのか……。どちらにせよ、スイーツ好きにとっては「甘いものを避ける」と聞いただけで戦意喪失に陥るらしい。

でも、もう一度よく考えてみて。何をどのくらい食べて太ったのか。

あなたにとって太る原因が甘いものだったのなら、つき合い方を変えたほうがいいのは明らかだ。

そこで、毎日食べていたら1日おきにする、そのうちに週いちにする。もしくは、私のお寿司と同様、ご褒美食と位置づけて、月いちくらいでとびっきりのスイーツを食べてはいかがだろう。

◆「幸せの一口」なら食欲は暴走しない

私の場合は、スイーツに激しい衝動を感じるタイプではなかったけれど、ダイエット中にも甘いものは食べていた。

ただ、食べる量はささやかなもので、チョコレート1粒とか、ゼリー小1個とかで、量の暴走はなかった。お茶と一緒に少量でもじっくり味わうことで、満足感につながったのだと思う。そして、食べるのは代謝のよい午前中にしていた。

午前中に甘いものを食べるのは難しいという人は、せめて14：00までに。昼食後の14：00までなら、大量食いも控えられる。ただ、時間の幅が狭いから、昼食後のデザートという考え方に近いかもしれない。その場合は、主食は食べないほうが無難。

また、昼食後のデザートなら大丈夫というと、毎日たっぷりとデザートを楽しんでしまう人も。せめて週いちのデザート日として楽しんでみて。

「太りやすいもの」は代謝の上がっている時間に

カレー、パスタも〝ちょっとの工夫〟で糖質激減！

大好きなカレーやパスタも糖質が高め。特に外食となると、ごはんや麺の量が多く、具が少ない。また、中に糖質が高めの具材が使われていないか、わかりにくい。でも、好きな味にずっとさよならするのは、つらいし、切ない。

そこで、外食時に糖質量が多いという理由で避けた好物は、家でつくることに。

まず、**カレーライス対策**。**ライスは雑穀米**にしてミネラルと植物繊維を補給。量はごはん茶碗半分くらいにした。

カレーは2タイプあって、よくつくったのはサラッとした**スープカレー**。もうひとつは市販されている**カロリー半分のカレールウ**を使ったもの。脂質はもちろん、小麦粉の量も控えてあるから糖質も抑えられている。

とはいえ、ゼロではないので、我が家ではスープカレーをつくることが多かった。具は、鶏や豚肉などのたんぱく質に、きのこ類いろいろ。きのこからも「うま味」が出るので、とってもおいしい！

◆エリンギ、しらたき、糸こんにゃくをフル活用！

次にとりかかったのは**「麺類をどうするか」**問題。糖質オフのパスタも売っているけれど、ちょっと好みの味ではなかった。

そこで、**カサ増し**を採用することにした。

いろいろ試してみた結果、**パスタやうどんには、エリンギ**（細く裂く）、**そばには、しらたきか糸こんにゃく**が合うとわかった。

麺をすするという行為が楽しめるし、味を損なうこともない。ほかに肉や魚、野菜などの具もたくさん入れて、具だくさんにすれば、お腹いっぱい！

そして、お次はチャーハンやオムライスなど、ごはんの量がある程度ないと楽しめないメニュー。

五穀米や玄米を採用するのはもちろん、カサ増しも必要だ。これもいろいろ試してみた。

ここでも、クセがなくて食感がいいエリンギは大活躍。粗みじん切りにして入れるのだが、夫はまったく気づかなかった。

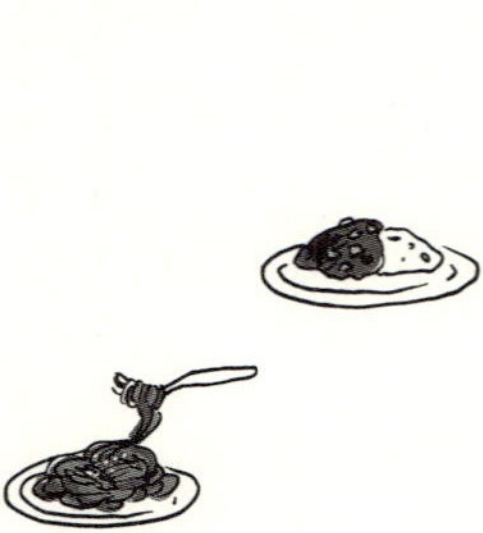

「糖質抜き調理」と「カサ増し」テクで大満足！

ストップ　ザ　買い置き！

ふと何か食べたくなったとき、それがたとえ偽りの空腹だとしても、目の前に軽くつまめるものがあったら、手を出さない人がいるだろうか？　いや、いない。

ポテトチップス、おせんべい、クッキー……など、あればあるだけ食べてしまう。

私の場合は、柿の種の小分け包装6パック。

「小分けだから食べ過ぎない」と思ってストックしていたのだが、6パックあれば、お腹がすいていなくても毎日食し、6日間で食べきってしまう。

◆〝ついコンビニ買い〟を止めるコツ

あると思えば、ついつい食べる。つまり、食べグセだ。これは意志が弱いのではなく、人間の本能に近いと思っている。だから、自分を責めてはダメだ。

こんな場合は「もとを断つ」のがいちばん。**お菓子の買い置きとは、すっぱり手を切ることだ**。なければ、食べないのだ。

え？　コンビニに買いに行っちゃうって？

私は面倒くさくて行かなかったけれど、行動力を発揮できるときも、あるもんね。

そういうときは、一度自分のお腹に聞いてみるのだ。

「本当にお腹すいているの？」と。

意外とそうでもないことのほうが多いから、とにかく聞いてみる。そして、温かいお茶を飲む。これで空腹気分が落ち着いたことが多かった。

もし、「お腹がすいて死にそうだよ」というのなら、私は止めません。

まず、お茶を飲んでから、コンビニに出かける用意をして「行ってきま〜す」。

スナック菓子ではなく、チーズやナッツ、ゆで卵を選んで「ただいま〜」。

これでいいのだ！

猫にかつお節、目前にスナック菓子

「目標達成」した後、どう食べる？　どうキープする？

もともと大きな目標設定はしていなかったが、ダイエットを始めて半年がたった頃から、毎月1キロずつ体重が落ちるようになっていた。同じ生活を続けたら、ずっと落ち続けてしまうかもしれない（そんなことはないとは思うけど）。

どちらにしろ、何となく48キロあたりを下げ止まりにしようと考えていた。そんなある日、体重計は46・5キロをさした。

「うわー、初の46キロ台！　う〜ん、でもこれ、やせ過ぎと違う？」

何事もやり過ぎはよくない。ここらあたりが潮時と感じ、キープに移行することを決めた。食事量を増やしていくことになるが、さて、どのくらい？

まず気をつけたのは、最初にドカンと増やさないこと。ごはんの量はゆる落ちのときのままにし、避け気味だった中華を解禁。たとえば、ギョーザをたくさん食べたいときはごはんを食べないとか、自分なりのルールを決めた。

◆これが〝3年間リバウンドなし〟の体重キープ術

〈キープ中の私的ルール〉

- おかずにポテトサラダやきんぴらごぼうなど、糖質が多いものを食べるときは、ごはんは食べない。ギョーザやシュウマイも同様。
- 夜はやはり主食抜き。その代わり、天ぷらや薄味の煮物は食べてもいい。
- 運動をするときは朝食に糖質を摂ってもいい。
- 体重が増えてきたら、ゆる落ちメニューを2～3日続ける。
- 暴飲暴食をしたら、激落ちメニューを1～2日続ける。

これでもう大丈夫。1～2キロの変動はあるが、3年経った今も順調にキープしている。

ダイエットでいちばん難しいのはキープすることだといわれている。確かにそうだ。私も何度リバウンドしたことか。

今回リバウンドなしでキープできているのは、やはり、ストレスの少ない食生活だったから。特にゆる落ちメニューは「これがダイエットメニューなの？」と思うくらいの内容だ。

キープ中、ちょっと増える傾向にあるときも確かにある。そんなときは、ゆる落ちメニューに変えればいい。いつでもやせられるという自信が心に余裕をもたらした。

また、夜に主食をとらない生活にも慣れた。私の場合はお酒を飲めるということも大きかったのかもしれない。お酒が飲めない人は、温かいお茶を楽しみながら食事をすればいいと思う。

リラックスして、時間をかけて食事を楽しんでほしいな～。

ゆっくりと食事を楽しむのがコツ

5
章

「やせていく」って、こんなに楽しいことだった！

──毎日食べても飽きない
〈おいしいレシピ集〉

「激落ち」&「ゆる落ち」メニューで、
リバウンド知らず！

なぜ、ダイエットメニューには二段階ある？

どんどん体重や体脂肪が落ちていった激落ちメニューの頃、ゆるやかに無理なく落ちていったゆる落ちメニューの頃。どちらも、とても大きく太ってしまった私には必要な時期だった。

というのも、すごく太っていたからこそ、**激落ちメニューで最初に勢いをつける必要があったのだ。**

最初はちょっと我慢して、あとは楽ちん。メニューを2段階にしたことで、激落ちからゆる落ちの食生活に移行したときには、食べるものが増えてうれしいと感じた。だから、ほとんどストレスなく過ごせたのかも。

実際に、激落ちメニューだけで過ごしていたのは3カ月間くらい。その後、激落ちとゆる落ちをミックスして3カ月、ゆる落ちで6カ月。ダイエット期間の半分は、ストレスが少ないゆる落ちで過ごせた。

ということは、巨デブさんでない限り、**ゆる落ちメニューで自然にやせる**ってことになる。夫もゆる落ちで体重がゆるゆる落ちた。知り合いからの「やせたよ!」報告も続々。みんな元気になって、とってもうれしい!

ここで、「朝昼晩」をどのように食べればやせるのかを考えてみよう。

朝食の考え方——「青汁、ヨーグルト、水」で胃腸をととのえる

まず、3食しっかり食べる。とはいっても、朝は排せつの時間としているので、「青汁、ヨーグルト、水」がメイン。胃腸をととのえて、昨日の汚れを朝のうちに出してしまうのだ。

私はぐうたらなので、粉末の青汁を使っているけれど、スムージーや野菜ジュースもいいと思う。最近購入したスロージューサーは攪拌《かくはん》で酵素を壊さない優れもの。味もまろやかでおいしいので、今後はこちらにスイッチしようと思う。

昼食の考え方――1日のうちで〝最も食べていい〟時間帯

そして、昼。家で食べるときもあるし、外食のときもある。コンビニやファストフード、スーパーのお惣菜を買ってきて食べることも。どちらにせよ、基本は野菜と肉、魚などのたんぱく質。**昼は1日のうちで最も食べていい時間帯**ととらえ、ゆる落ちの頃から主食を少し食べるようにした。

昼食でいちばん苦労したのは、やはり外食。最初の頃は「入れる店がない！」と感じていたが、冷静になってみれば、そんなことはない。メニューの選び方次第で糖質オフは実現できる。

ファストフードならサイドメニューの多い店を選べば、サラダやチキン、スープも食べられる。和食、洋食に限らず、ランチメニューは定食タイプ、セットメニューのものをセレクト。セットメニューにいいものがない場合は、サラダとメイン料理を単品注文で。先述したように、ブッフェもおすすめ！

9 夕食の考え方――基本的に「主食は抜く」

後は寝るだけなので、激落ち、ゆる落ちに限らず、両方とも主食は抜いて考える。最初はお腹の納まりが悪く感じるかもしれないが、すぐに慣れるから大丈夫。私の場合、お腹が落ち着いて満足感が得られる具だくさんの汁物や鍋料理をよく食べた。

また、よくお酒を飲むので、つまみで満腹。家で飲むときも外で飲むときも、ふだんの夕食より皿数はアップするが、全体量としては変わらない。逆にお酒の水分でお腹が塞がってしまい、食事量が減ることも。

ただ、お酒は大丈夫だからといって、飲み過ぎには注意。お酒と同量のお水を飲んでアルコールの量をコントロールし、急激なアルコール吸収を抑えるよう気をつけた。

それに、バカ酔いして満腹中枢が迷走し、過食に走ることも考えられる。飲んだ後のラーメン、ピザ、ポテト……など、食べてもすぐに激落ちメニューで対応すれば大丈夫だけど、翌朝の「やっちゃった感」がたまらない。

自分を嫌いになる瞬間、それをなくしたい。

おいしくって、簡単すぎるレシピ

激落ちメニュー（昼）

※それぞれ書いてある順番で食べて。153ページまで同様です。

〈簡単過ぎてごめんなさい〉

野菜スティック、わかめスープ、ゆで卵

きゅうり、セロリをスティック状に切り、マヨネーズかみそをつけて食べる。中華スープに乾燥わかめと1センチ長さに切ったえのきだけを加え、塩、こしょうで味をととのえる。卵はゆでるか、ゆで卵を買ってくる。

〈ハンバーガーが食べたくてつくった〝なんちゃって〟バーガー〉

レタスサラダ、がんもバーガー

サラダはレタスをちぎり、ミニトマトを添える（オリーブオイル、塩、こしょう、レモン汁であえる）。がんもどき（直径12センチ、2〜3センチ厚さくらい）は半分の厚さに切り、片方の切り口にロースハム、スライスチーズをのせて両方ともオーブントースターで5分ほど加熱。青じそなど好みの野菜を挟む。

〈焼き肉屋さんのランチを目指して〉

チョレギ風サラダ、豚キムチスープ（野菜↓肉の順番で食べる）

レタスはちぎり、きゅうり、長ねぎは薄く切る。水気をきって、ごま油、塩、こしょうであえる。食べやすく切った白菜、長ねぎ、しめじ、豚肉をごま油で炒め、中華だし、キムチを加え、塩、こしょうで味をととのえる。

★激落ちメニュー〔夜〕

※厚揚げ、納豆でお腹に満足感を与えて。

〈野菜を中心に消化のよいものを〉

アボカドサラダ、おかずみそ汁、しらす入り卵焼き

アボカド、トマトは食べやすい大きさに切り、軽く塩をふり、オリーブオイルをかける。だし汁に薄切りにしたしいたけ、食べやすい大きさに切ったキャベツ、木綿豆腐を入れ、みそを溶き入れる。卵にしらすと小口切りにした青ねぎを入れ、油をしいたフライパンで焼く。

〈おつまみ感覚で楽しむ〉

バーニャカウダ、小松菜のスープ、厚揚げのチーズ焼き

パプリカ、セロリは食べやすい大きさに切り、オリーブオイル、アンチョビペーストを混ぜたタレにつけて食べる。だし汁に小松菜としめじを入れて、塩、こしょうで味をつける。厚揚げにチーズをのせてオーブントースターで焼く。

〈主菜と副菜を同時に調理〉

オクラ納豆、白菜の焼きびたし、ささみ焼き

オクラはさっとゆでて刻み、納豆と合わせる。ざく切りにした白菜、鶏ささみをオーブントースターの天板にのせ、ごま油をふりかけて焦げ目がつくまで焼く。白菜にだししょうゆをかける。ささみには塩を軽くふる。

〈肉も野菜も一緒に炒めて野菜から食べる〉

グリーンサラダ、長ねぎのスープ、肉野菜炒め

ベビーリーフ、クレソンを合わせ、好みのドレッシングをかける。コンソメスープに細切りにした長ねぎを入れ、塩、こしょうで味をととのえる。キャベツ、しめじ、豚細切れ肉を油で炒め、塩、こしょうで味をつける。

ゆる落ちメニュー（昼）

※ごはんは雑穀入りや玄米、パンはライ麦パンや全粒粉のものを。

〈肉で太るわけではないと実感したメニュー〉
キャベツサラダ、ミニトマトのスープ、ラムステーキ、雑穀ごはん（茶碗半分）

キャベツはせん切りにして好みのドレッシングをかける。コンソメスープに薄切りにしたたまねぎ、半分に切ったミニトマトを入れて煮て、塩、こしょうで味をととのえる。フライパンにオリーブオイルを熱し、ラム肉を並べ入れ、塩、こしょう、ガーリックパウダーをふって焼く（レモンをしぼる）。

〈おからと雑穀でお腹いっぱい！〉
おからのポテサラ風、白身魚の雑穀入りシチュー

薄切りにしたたまねぎ、小口切りにしたきゅうりは塩をしてもみ、水洗いして水気をしぼる。おから、マヨネーズと混ぜ、塩、こしょうで味をととのえる。パプリカはざく切り、セロリは粗みじん切りにしてオリーブオイルで炒め、コンソメスープを加え、煮立ったら雑穀を加えて6分煮る。白身魚を加え、牛乳、粉チーズを加え、3〜4分煮て、塩、こしょうで味をととのえる。※水と牛乳は同量で。

〈いわゆる普通の和食〉

ぬか漬け、焼き野菜、アサリのみそ汁、鯖《さば》の塩焼き、雑穀ごはん(茶碗半分)

オクラ、エリンギ、塩鯖をオーブントースターの天板にのせ、8〜10分焼く。野菜にはオリーブオイル、塩、レモン汁をふる。アサリを入れてみそ汁をつくる。

〈さっぱりとおいしい簡単ランチ〉

簡単ガスパチョ、スモークサーモンのサラダ、チキンソテー、ライ麦パンなど1切れ

トマトジュースに粗みじん切りにしたたまねぎときゅうりを入れ、塩、こしょうで味をととのえ、オリーブオイルを加える。レタス、薄切りにして水にさらしたたまねぎ、スモークサーモンを盛り、好みのドレッシングをかける。鶏もも肉に塩、こしょうをして、オリーブオイルで両面をソテーする。

★ゆる落ちメニュー〔夜〕

※「野菜」はたっぷりと、「たんぱく質」はきちんと食べて。

〈同じ湯を使って主菜と副菜を時間差で仕上げる〉
冷やしトマト、ゆで野菜、ゆで豚

トマトと青じそは食べやすい大きさに切り、オリーブオイルをかけ、粗塩をふる。鍋に湯をわかし、ブロッコリーをゆでる（マヨネーズ）。取り出して、ざく切りにしたキャベツ、豚しゃぶしゃぶ用肉を入れてゆでこぼす（ポン酢しょうゆ）。

〈片栗粉を使わずに中華テイスト〉
きゅうりサラダ、麻婆豆腐《マーボー》スープ、トマトと卵の炒め物

薄切りにしたきゅうり、細切りにしたしょうがを合わせて器に盛り、だししょうゆと酢をかける。豚薄切り肉と豆板醤《トウバンジャン》、斜め薄切りにした長ねぎをごま油で炒めて中華スープを加え、木綿豆腐を入れ、塩、こしょうで味をととのえる。ツナ缶を油ごとフライパンに入れ、ざく切りにしたトマト、溶きほぐした卵を入れてさっと炒め、塩、こしょうで味をととのえる。

〈生クリームＯＫ！　メインはシチュー感覚でたっぷりどうぞ〉
水菜のサラダ、鮭のクリーム煮

水菜はざく切りにしてオリーブオイル、塩であえる。ブロッコリー、しめじをオリーブオイルでさっと炒め、水をひたひたに注いで、沸騰したら生鮭を加える。顆粒コンソメ、生クリームを加えてさっと煮て、塩、こしょうで味をととのえる。

〈カチャトーラには野菜をたっぷり入れて〉
生ハムサラダ、カチャトーラ

レタス、貝割れ大根、生ハムを器に盛り、オリーブオイル、レモン汁をかけ、塩をふる。「カチャトーラ」は、にんにくをオリーブオイルで炒め、食べやすい大きさに切った鶏もも肉、たまねぎ、マッシュルームも加えて炒める。カットトマト水煮缶、顆粒コンソメを入れて煮る。塩、こしょうで味をととのえる。

キープ食（昼）

※ごはんの量を少し増やす。サラダは好みのものでよい。

〈赤身の肉をたっぷり食べる〉
レタスとわかめのサラダ、もやしスープ、牛ステーキ、雑穀ごはん

レタスとわかめを合わせて、好みのドレッシングをかける。コンソメスープにもやしを入れ、塩、こしょうで味をととのえる。フライパンに油を熱し、アスパラガスと牛ステーキ肉をソテーし、塩、こしょうする。

〈ササッとできる中華定食〉
ザーサイとねぎのサラダ、チンゲンサイのスープ、青椒肉絲《チンジャオロース》風、雑穀ごはん

長ねぎは斜め薄切りにして水にさらし、細切りにしたザーサイ、ごま油と合わせる。中華スープにチンゲンサイを入れて煮て、塩、こしょうで味をととのえる。大きめに切ったピーマン、たけのこ、豚薄切り肉をごま油で炒め、［オイスターソース・しょうゆ・片栗粉各小さじ1、酒小さじ2、砂糖少々」（1人分の目安）を加えて炒め合わせる。

〈しみじみおいしい和の定食〉

きゅうりの浅漬け、しめじと小松菜のさっと煮、なめこのみそ汁、焼き鮭、雑穀ごはん

きゅうりは小口切りにしてポリ袋に入れ、だししょうゆを加えてもむ。湯をわかしてだししょうゆ、しめじ、小松菜を入れてさっと煮る。みそ汁になめこと長ねぎ、豆腐を入れる。甘塩鮭は焼く。

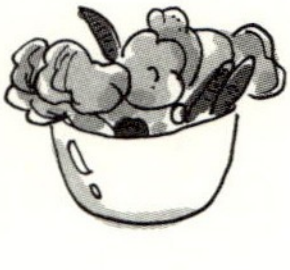

★キープ食（夜）

※夜のごはんは控えるのが◎。

〈糖質が高めの野菜も解禁〉
グリーンサラダ、根菜ごろごろ豚汁、冷や奴

レタスや斜め薄切りにしたきゅうりを器に盛り、好みのドレッシングをかける。大根、にんじん、ごぼうは大きめに切って豚薄切り肉とともに油で炒め、だし汁を入れて煮る。みそを溶き入れ、小口切りにした長ねぎ、せん切りにしたしょうがを加える。豆腐に少し残しておいた長ねぎとしょうがをのせ、しょうゆをかける。

〈電子レンジで揚げ物風〉
コールスローサラダ、レタススープ、フライ風チキン

キャベツは粗みじん切りにし、顆粒コンソメ、マヨネーズ、酢を加え合わせる。コンソメスープにレタスをちぎって入れ、バターを少し溶かし、塩、こしょうで味をととのえる。鶏もも肉（から揚げ用）をポリ袋に入れ、塩、こしょう、オリーブオイル、ガーリックパウダーを加えてもむ。おからパウダーをまぶし、ペーパータオルを敷いた耐熱皿に並べ入れ、電子レンジで肉１００グラムに対して3分加熱する。※おからパウダーがなければ、小麦粉を使用してもＯＫ。

〈薄味なら調味料の糖質はＯＫ〉
セロリとホタテのサラダ、えのきのみそ汁、厚揚げと小松菜の煮物、焼き魚

セロリは細切りにしてホタテの水煮缶と汁ごと合わせ、マヨネーズであえ、塩、こしょうで味をととのえる。みそ汁にえのきだけを入れ、長ねぎの小口切りを加える。湯をわかして、だししょうゆを入れ、食べやすい大きさに切った厚揚げと小松菜を煮る。アジやサンマなどを塩焼きにする。

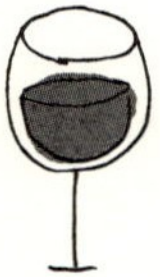

★カレー&パスタの〝カサ増しテクニック〟

大好きなカレーやパスタなどの1品料理も、カサ増しテクでたっぷり食べる。これにサラダやスープをプラスすれば、かなり大満足!

きのこカレー（市販のルウを使用）

きのこなら何でもＯＫ。たっぷり入れて具だくさんに。たんぱく質は豚、鶏、えびなど、これまた冷蔵庫にあるもので。カロリーオフのルウを使って仕上げる。雑穀ごはんや、粒こんにゃくかエリンギを入れて炊いたごはんでどうぞ。

カリフラワーチキンカレー（さらっとしたスープカレー）

鶏もも肉、カリフラワー、たまねぎを炒めて、カレー粉、ガーリックパウダーを加え、水、顆粒コンソメを加えて蒸し煮。プレーンヨーグルトを加え、塩、こしょうで味をととのえる。カリフラワーでボリュームがでるから、ごはんは少なめでも満足できる。

キムチ入りエリンギ・カルボナーラ

エリンギは手で細く裂いて、スパゲッティとともにゆでる。1人分でエリンギ2〜3本使う。フライパンにキムチ、生クリーム、卵を入れて混ぜ、ゆでたてのパスタを加えて1分ほど弱火にかける。塩、こしょうで味をととのえる。

たこ入りエリンギ・ペペロンチーニ

エリンギは手で細く裂いて、スパゲッティとともにゆでる。フライパンににんにく、赤唐辛子を入れ、たこと小松菜を炒め、パスタのゆで汁、ゆであがったパスタを加えて炒め、塩、こしょうで味をととのえる。

★忙しいときも安心！　ダイエット用つくり置きおかず

忙しいときは、つくり置きのおかずがあると、とっても楽！　後は生の野菜やサッとつくれるスープを添えれば、即「いただきま～す！」。いずれも保存の目安は冷蔵で2～3日、冷凍で2週間です。

おからハンバーグ

豚ひき肉におから、たまねぎのみじん切り、マヨネーズ、塩、こしょうを加え混ぜ、形を整えて焼く。

きのこのマリネ

唐辛子1本、薄切りにんにく1かけ分、レモン汁2分の1個分、オリーブオイル大さじ2、塩小さじ3分の2、こしょう少々を大きな耐熱ボウルに入れて電子レンジで

1分ほど加熱（3～4食分）。しめじ、しいたけ、えのきだけなどをサッと塩ゆでして加える。

野菜のヨーグルト漬け

プレーンヨーグルト200グラムに対して塩10グラムが目安。ファスナーつきの保存袋に入れ、オクラやにんじん、みょうがなど、好みの野菜を入れて半日ほど漬ける。

ごぼうとベーコンの塩きんぴら

細切りにしたごぼうとベーコンをオリーブオイルで炒め、小口切りの赤唐辛子、顆粒コンソメを加え、塩、こしょうで味をととのえる。

ピーマンの塩昆布あえ

ピーマンは横に細切りにしてファスナー付き保存袋に入れ、塩昆布（細切り）、ごま油を入れて軽くもむ。ピーマン8個に対して塩昆布大さじ2が目安。

★〝家飲み〟なら安心の「酒のつまみ」

〝家飲み〟のつまみは、ササッとつくれるものがベスト。夕食をつくるより簡単だから、ついつい家飲みの回数が増えたりして……。

まぐろのカルパッチョ

まぐろ、大根は薄切りにして器に並べ、ポン酢しょうゆ、オリーブオイルをかけ、粗びき黒こしょうをふる。

えびのアヒージョ

むきえび、うす切りにしたマッシュルーム、みじん切りにしたにんにく、赤唐辛子にオリーブオイルをひたひたに注いで、弱火で2～3分ほど煮る。塩、こしょうで味をととのえる（アンチョビペーストを使ってもおいしい）。

セロリといかくんせい

セロリは小口切りにして、いかのくんせいと合わせ、フレンチドレッシングを加え混ぜる。

キムチ納豆

納豆と白菜キムチを混ぜ合わせる。

トマトのベーコン巻き

ミニトマトをベーコンで巻いて楊枝でとめ、ふんわりとラップをして電子レンジで1分30秒加熱する（ミニトマト4個の加熱時間。ベーコンの脂が溶ける程度でＯＫ）。

カリッと焼きチーズ

スライスチーズをオーブンペーパーにのせ、電子レンジで20〜30秒ほど加熱する。

★自分でつくれば「スイーツ」だってOK！

糖質を控えるのなら、スイーツも自分でつくったほうが安心。砂糖、粉ものを少なめにしたり、低糖質の甘味料を使ったりして、スイーツを楽しんで。

グレープフルーツのジュレ

グレープフルーツ1個に対して、砂糖もしくは*アガベシロップ大さじ2分の1、粉寒天小さじ1。グレープフルーツの3分の2は絞ってジュースにし、のこりは果肉を粗くほぐす。ジュースと砂糖を合わせて火にかけ、煮立つ直前に火を消して粉寒天を加え混ぜ、果肉を加え、容器に入れる。粗熱がとれたら冷蔵庫で冷やす。

水切りヨーグルト

プレーンヨーグルトはペーパータオルを敷いたざるに入れてひと晩おく。小さく切ったドライフルーツやナッツを散らし、はちみつかアガベシロップをかける。

アーモンドケーキ

柔らかくしたバター40グラムに、溶き卵1個分を混ぜ、黒砂糖大さじ2、もしくはアガベシロップ大さじ1、牛乳大さじ6を加え混ぜ、おからパウダー、アーモンドパウダー各大さじ2、ベーキングパウダー4グラムを合わせて混ぜる。型に流し入れ、170℃に予熱したオーブンで40分焼く。ホイップクリームを添えても。

＊アガベシロップ……低糖質の自然界の甘み。クセがなく、自然な甘さ。オーガニックのものがおすすめ。

★ダイエットの心強い味方「おすすめ食材」

このダイエット中によく食べた、おすすめ食材を紹介。外食で迷ったときにも使えます。

赤身肉——良質なたんぱく質と低脂肪がうれしい

カロリーが高いからという理由で、ダイエットでは敬遠されがちなお肉。でも、肉類に含まれている良質なたんぱく質が不足すると、筋肉量が減少して、太りやすく、やせにくい体になってしまう。脂肪分が少ない赤身肉を選んで吉！

鮭——アンチエイジング、疲労回復にも効く

鮭のピンク色は、抗酸化作用が高いことで注目されている色素、アスタキサンチンによるもの。アスタキサンチンは、血行を改善し、悪玉（ＬＤＬ）コレステロールが

たまるのを防ぐなど、動脈硬化を予防する働きや、疲労回復に効果的といわれているから、積極的に食べなくちゃ。

たこ――低脂肪、低カロリーなのに満腹感あり!

たんぱく質が豊富で、低脂肪・低カロリーなたこ。豊富に含まれているタウリンには、血液中のコレステロール値を低下させる働きがある。噛むほどにうま味が感じられるので、少量でも満腹感を得やすい食材のひとつ。刺身や酢の物などはもちろん、ソテーなど洋風に調理するのもおすすめ。

きのこ類――便秘の予防・解消に効く!

低カロリーで食物繊維が豊富なきのこ類は、ダイエット中に積極的に摂りたい食材。水に溶けにくい不溶性の食物繊維が豊富で、胃や腸の中で水分をたっぷり吸収して腸を刺激するので、便秘の予防・解消に効果的。うま味が濃厚で香りもよいので、料理の満足感もアップ。

ねぎ類――疲労回復、血行促進にも

ねぎ類独特の辛味の正体は、硫化アリルという香り成分。疲労回復に効果的。ビタミンB_1の吸収を助け、新陳代謝を活発にする働きや、血行を促進して、肩こりや冷え性を改善する働きがある。また、コレステロールの代謝を促進するので、動脈硬化や高血圧、糖尿病などの予防にも。

ブロッコリー――「美肌&免疫力アップ」の強い味方

ブロッコリーは、食物繊維やβ‐カロテン、ビタミンCなどが豊富な緑黄色野菜。β‐カロテンは、高い抗酸化作用で動脈硬化の予防に、ビタミンCは、美肌づくりや免疫力アップに効果的。緑黄色野菜は、にんじんやかぼちゃなどの糖質が高めのため、ブロッコリーに頼っていたといってもいいほど。

オクラ――胃の粘膜を保護し、消化を助ける

オクラ特有のネバネバのもとは、ペクチンとムチンという成分。水溶性食物繊維の

ペクチンには、血液中のコレステロール値や血糖値を下げる働きが、複合タンパク質のムチンには、胃の粘膜を保護したり、タンパク質の消化を助ける働きがある。サッとゆでて使うのがベスト。

発酵食品――腸内環境を整える

腸の働きが低下すると、老廃物がきちんと排出されず、体が太りやすい状態に。納豆やチーズ、キムチ、ぬか漬けといった発酵食品は、乳酸菌などの菌が豊富で、腸内環境を整える働きがある。また、生野菜から酵素を摂りたいけれど、苦手、食べ飽きてしまったという人は、発酵食品で酵素を摂り入れて。

豆製品――〝食べごたえ〟のある良質のたんぱく質がたっぷり

厚揚げ、がんもどき、油揚げなどの豆製品は、大豆の植物性たんぱく質がしっかり摂れる、ダイエット中に積極的に食べたい食材。ボリュームがあって食べごたえ抜群。パンの代用にもなるので、糖質を減らしたいときに、ぜひ活用してみて。

6
章

くじけそうになったときに、役に立つ話

――「甘いもの」に手を伸ばす前に、ちょっと待って!

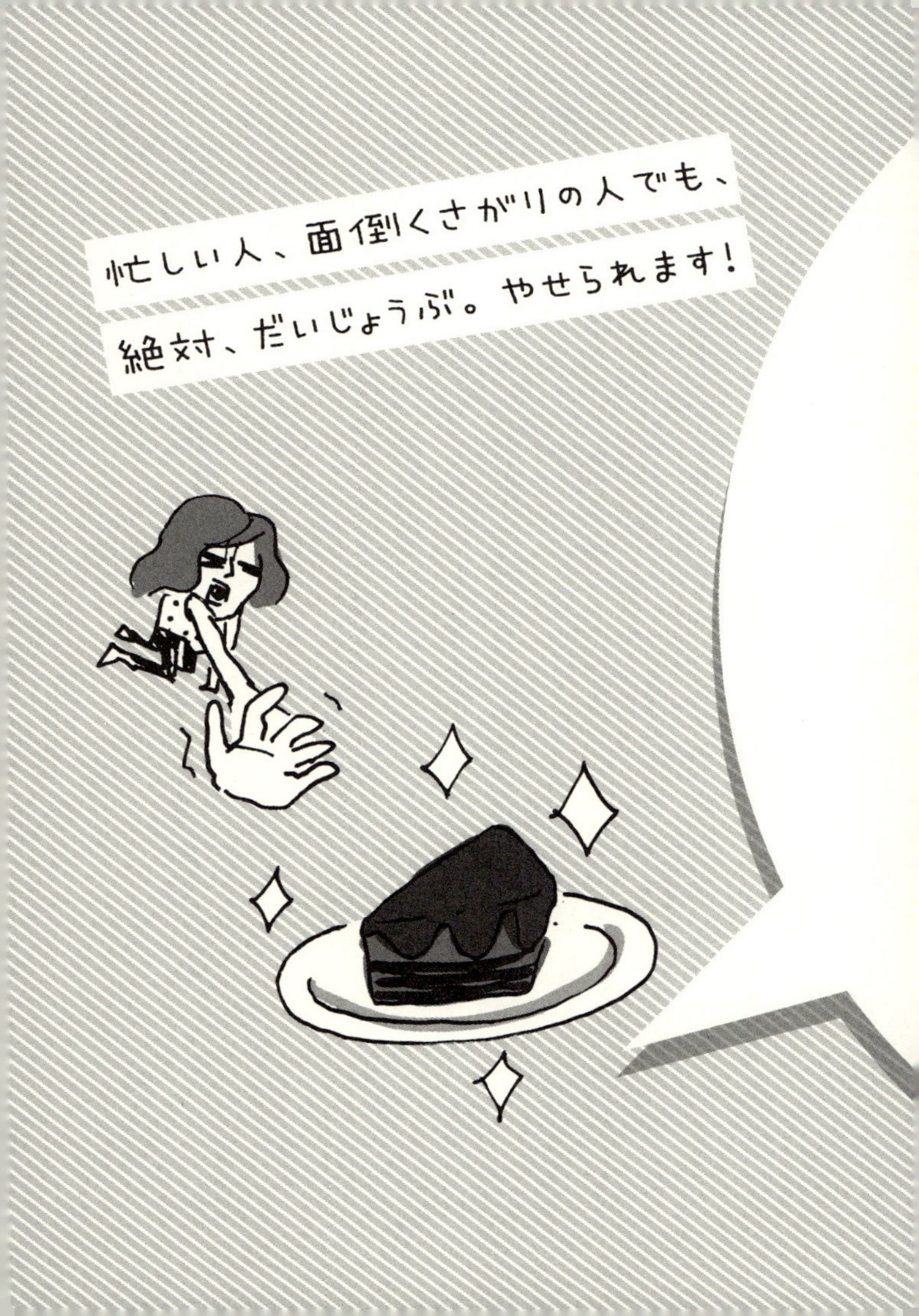
忙しい人、面倒くさがりの人でも、
絶対、だいじょうぶ。やせられます！

「目標設定のハードル」は上げすぎない

この章では、自分のダイエット遍歴をふりかえって、「なぜ、これまでダイエットに失敗してきたのか」、その要因をまとめてみた。

くじけそうになったとき、甘いものに手を出しそうになったとき、ちょっとページを開いてみて！　きっと、何か「気づき」があるといいなぁ。

まず、ダイエットをするときに「やせた自分自身の姿をしっかりとイメージしてください。それができないと、やせられませんよ」というようなことを雑誌で読んだり、誰かにいわれたりしたことは、ありませんか？

イメージング……。確かに大切。仕事も最初に「いいイメージ」があると、うまくいくものね。

だが、しか〜し！　ずっと太っていた私は、やせた私の姿を知らない。イメージしろといわれても、どうイメージしたらいいのだろう。やせたら、どんな顔になるんだ？

仕方がないので、女優の米倉涼子さんをイメージしてみた。どこも似ているところはないけれど、まあ、あんな感じになれたら素敵だなって……。

でも、そんな脆弱なイメージがもつはずもない。米倉さんの写真をスマホの待ち受け画面にしたところで、私のモチベーションは上がらなかった。だって、あまりにもかけ離れているのだもの。

◆「やせたら着たい服」を飾るのは、プレッシャーになってよい？　悪い？

私の場合、目標を設定するとなると、「10〜20キロはやせないといけない」と思うからこうなる。2〜3キロやせたい人なら、ちゃんとイメージできるものね。

やせたら着たい服を飾るとか、やせていた頃の写真を手帳に挟んでおくとか、できる人はしたほうがいいと思う。そのほうが現実的。

というわけで、私は考え方を改めた。

それは**「目標設定のハードルを下げる」**こと。いきなり目標を大きくかまえると、プレッシャーにつぶされがち。「とりあえず2キロ減らす」で、いいではないか。2キロは小さな変化だが、続ければ大きな変化になる。まず、最初の一歩を踏み出そう。

2キロ減ったら「よくやった。まだまだいけるんじゃない?」と、次の2キロ減に歩を進める。これなら、気楽で現実的。プレッシャーによるストレスからも逃げられる。

最初の一歩は2キロから

「ダイエット宣言」は逆効果？

これまた、数あるダイエット本に書かれている言葉。

「ダイエット宣言をしましょう」

宣言したからには、やらねばならない。友だちもきっと応援してくれる。確かに、確かに……。

でも、やらねばならないと自分を追いつめすぎてストレス食いに走ったあの日、ダイエットしている、っていったのにスイーツブッフェに誘う友だち、「何か、やせてきて老けたね」といわれて、あっさりやめた、あの日あのとき……。

宣言した数だけ挫折があった。

おそらく、宣言をしてきちんとやせられる人は心が強い人。リーダータイプの人には向いているのだと思う。

「まわりの人たちからの期待にちゃんと応えたい」と思える人、「結果を出すことに喜びを感じられる」人にはおすすめのやり方なので、ぜひ！

◆「もう、10代の頃から、ずっとダイエットを続けてるんですよ〜」

私はそのようなタイプではなかったので、宣言をしては後悔することしきり。ずぼらでぐうたらな私は、基本的には楽して過ごしたい。でも、小心者でまじめな部分もある。

「やせねばならない。宣言もした。もうあとには引けない。まじめに取り組む。途中、誘惑に心揺れる。友人の言葉に心惑わせる。ストレス。さらにまじめに取り組む。半端じゃないストレス。そして心折れる」

毎度、こんな感じ。

だから、今回のダイエットは宣言しないで始めた。

私の食べ方が変わったり、10キロ近くやせた頃になって「もしかしたらダイエット?」といわれたこともあった。

そんなときは、

「もう、10代の頃から、ずっとダイエットを続けてるんですよ〜」

「あ〜、それで。(効果が出ないから)ダイエットやめられないんだ。というより、それ、ダイエットとはいわないんじゃない?」

「あはは」

という感じのやりとりに持っていって、ごまかしていた。

「プレッシャーに弱いタイプ」はこっそりスタート

「やせの大食い」はどこまで本当か?

「ダイエットに成功した人」ではなくて、「もともとやせている人」の生活習慣をまねる。

以前、やせている知人とおそば屋さんに行ったときのこと。

私は「ダイエット中だから」と、鶏南蛮《なんばん》そば（ふだんは天ぷらそばにミニ親子丼セット）を選び、知人は「ここんところ、やせ気味だから鶏南蛮そば（ふだんはもりそば）」を選んだ。

まったく逆の目的なのに、選んだものは同じ。

そこで思った。

「やせている人の食事をまねしよう」

そこで、知人にふだんの食生活を根掘り葉掘り聞いて、それをモデルにして食習慣を変えようとした。

すると、やはりもの足りない。

そこでまた考えた。モデルを変えよう。

今度は「やせの大食い」で知られる部下K子ちゃんに照準を合わせた。

◆ダイエット界の〝超エリート〟のまねは不毛……

今ならわかる。何でここで気づかなかったのか。

我ながらバカだなって思う。そう、そのまんま彼女の食べ方をまねしちゃったんですね。

結果はご想像の通り、またたく間に太ったし、食べグセを直すのに時間がかかって大変だった。

やせの大食いは、ダイエット界の超エリート。手の届かない天才なのだ。「たくさん食べても大丈夫」な代謝エリートをまねしても、どうにもならない。

効。

どちらかというと、まねるのなら、「食べまね」ではなく「動きまね」のほうが有効。

やせている人は体が軽いから、ササッと動く。「ちょっと誰か運ぶの手伝って」というとき、サッと席を立つ。よく歩く。身振り手振りが大きい。

座れば石のごとく、ひっそりと気配を消し、社内では「いるか、いないか、わからない」私だが、今ではちょこちょこ動く人のまねを（たまに）している。

まねるのならば「食」より「動き」

「運動でやせる」つもりが、財布がやせる!?

食べることが大好きだから、食事制限をするのは、やはりつらい。運動をして筋肉をつけて代謝を上げよう。

パチパチパチ（拍手）。その通り！

脂肪燃焼効果があるウオーキングは、早足で歩くだけでいいから、お金もかからなくておすすめ。

朝起きて、歯磨きしてうがいして水を飲んで、フルーツをちょっと食べて、ストレッチして、さあ出かけよう。体内時計がリセットされてコンディションが整うし、代謝アップの効果もある。

「ああ、なんて爽やかな朝なの」

……なんてね。

こんな朝を迎えたかった。

何度もいうようだが、ずぼらで自主性のない私。ふと目が覚めて「歩く?」と自分に問いかけてみても「いや、明日から」の答えしか出てこない。明日はどっちだ。颯爽《さっそう》とウオーキングをする朝は決してやってこない。

太っていると、動くのが億劫になって、何かと「いいわけ」を見つけてしまうものだ。

それから、ダンベルをはじめ、バランスボール、ダンス系のDVDなど、話題になったものは、ひと通り買ってみた。高価なエアロバイクや乗馬タイプのフィットネス機器が我が家のリビングに鎮座していた時期もあった。

これなら外に出なくても、家でテレビを見ながらできる、かも? 毎日5分だけなら簡単、でしょ? 気がついたときにちょこっと運動するのがいい、の?

案の定、スポーツグッズはインテリアの一部となり、大きなものは脱いだ洋服かけとなった。部屋の中が混沌としてしまったので、小さなものは段ボールに入れ、大きなものはリサイクルショップに引き取ってもらった。

結局、買ったけれどほとんど使わず、財布がやせただけ。

1000円以下のツイスターだけが現役ダイエットグッズ

で、考えてみた。なぜできないのだろう、と。

続けて運動すれば、いつかは効果がでるのに、「さあ始めよう」という気が起こらない。毎日筋トレができる人は、自ら進んでできる人。

私はきっと、運動に対して自主性がない。いいとわかっていても腰が上がらないのだ。

テレビを見るときはテレビに集中したい。毎日何かの運動のために器具を用意するのが面倒。気がつきやすいように自席の近くに置いても、手に取る気にならない。

そんな私でも、ひとつだけ「できる」ことを見つけた。

それは、直径30センチくらいの大きさのお盆のようなツイスター。床の上におき、両足でその上に乗って体を左右にねじると、腹筋が鍛えられてウエストがシェイプできる、というもの。直径30センチの世界で完結する。歩いて通る場所においておくと、つい乗ってしまう。そして、くねくね。

手に取らないから苦にならないのかな？　けっこう楽しい。1000円以下だったのもうれしい限り。

運動器具は、日々の行動範囲に配してさりげなく

「極端なカロリー制限」は老ける、枯れる

摂取カロリーが消費カロリーを上回ると太る。だから、カロリー制限をすればやせる。

異論を唱える気は、まったくございません。

以前、管理栄養士の方に、こんな指導をされました。

「1キロ体重を落とすのなら、含まれている水分を2割程と考えて、実質800グラムの脂肪を落とすとしましょう。

1グラムあたりの脂肪のカロリーは9キロカロリーだから、9キロカロリー×800グラム＝7200キロカロリーの脂肪を燃焼することになります。

今まで毎日2000キロカロリーほど食べていたのなら、摂取カロリーを1500キロカロリーに落とせば、1日500キロカロリー×14日で7000キロカロリー減。

2週間でだいたい1キロ落ちますよ」

……なるほど。

私も食にかかわっている女。カロリー計算はできる。

だから、やってみた。

◆ほとんど〝苦行〟――だから、髪が抜けて肌がカサカサに？

1日1500キロカロリーに落としたときは、まったく変化なし。1200キロカロリーにしても、ほとんど変化なし。で、1000キロカロリーに落としてやっと、2週間に1～2キロ減。

多分、代謝のいい人は1日1500キロカロリーで大丈夫だと思う。代謝が落ちていた私の脂肪を落とすには、さらに摂取カロリーを減らさねばならなかったのだ。

結局、カロリーは低ければ低いほどいいと思い込み、コンビニでもカロリー表示をチェックして1食300キロカロリーにおさめた。

家では、肉をゆでこぼして脂肪を抜いたり、油を使わなかったりしてカロリーオフ。この作業はけっこう大変。料理が面倒になって、冷や奴と海藻サラダばかり食べていた。

この極端なカロリー制限を続けて3カ月、12キロ体重が落ちた。

しかし、髪が抜け、肌がカサカサになって「老けたね～」との評価。

いかん！　それにもとが大きかったから、減ったとはいえ、当時の体重は58キロ。ものすごい苦労をしたのに、まだまだぽっちゃりの範囲だ。あっという間にリバウンド……。

無理をすると〝倍返しのリバウンド〟が！

「ダイエットサプリ」に〝変な期待感〟を持たない

世の中にはダイエットサプリがあふれている。私もいろいろ試した。代謝を上げるサプリ。食べたもののカロリーをなかったことにするサプリ。腸内をスッキリさせるサプリ……などなど。

2～3カ月続けても効果が現われない頃、ネットで新しいサプリの広告が目に飛び込んでくるので、私は購入ボタンをそっとポチる。この繰り返し。

すべてのサプリが効果がないものだとは思わない。もしかしたら、サプリを飲むことで安心して、いつもより食べてしまうのかも。摂取過剰のため、サプリの効果が追いつかないのではなかろうか。

特に、食べたカロリーを半分にする、とか、吸収をカットするといったサプリを飲んでいるときは、「これで安心して食べられる」と思ってしまうタイプだ。1章の

「おデブあるある」にも書いたけれど、「カロリー半分」と聞くと「倍食べられる」（飲める）と考えるおデブ心理に絡《から》めとられている。効かないはずだ。

◆サプリはあくまで「栄養補助食品」

でも、ちょっといいわけをさせてもらえば、飲むだけで急激にやせるというサプリがあったら、危険じゃない？　劇薬の範疇《はんちゅう》だと思う。

また、サプリだけを飲んで食事をしないという人にもお会いしたが、これもまた危険だと思う。サプリは不足しがちなビタミン、ミネラルを補給するもの。食事をした上での「栄養補助食品」であることを忘れてはならない。

というわけで、体脂肪を落とすためのサプリとは手を切り、ふだんの食生活で不足しがちな食物繊維、コラーゲン、ビタミンCなどをセレクト。サプリもプラス思考で選ぶようになり、変な期待感で摂り過ぎてしまうことはなくなった。

プラス思考でサプリを選ぶ

「単一ダイエット」でやせる人、やせられない人

りんごダイエット、卵ダイエット、パイナップルダイエット、トマトダイエット、これらの共通点は？　そう、特定の食べ物だけを食べてやせるという単一ダイエットだ。

さて、この単一ダイエット、まじめにやればやるほど、必ずやせる。

ただし、結果的に栄養が偏ってよろしくない。「数キロ太ったから、ちょこっとリセットしよう」というときには有効だが、数カ月も続けるには無理があると思う。

それに、たとえばトマトなら何個食べてもいいといわれても、そんなに食べられない。我慢を伴うダイエット法だと思う。

そして、ものすごく一途な人は、我慢を良しとしてしまう。寒天ダイエットが流行ったとき、寒天しか食べないで栄養失調になり、救急車で搬送された人がいた。

すごくやせるダイエット法だと、やせることに高揚感を覚えてしまい、我慢が我慢にならず、自分では止められなくなるのだ。

なぜ私は「バナナダイエット」で太ったか

並外れて食いしん坊な私にとって、「ひとつのものしか食べられない」なんて苦行に近い。だから、だいたい2日でギブアップしてしまった。もしかしたら、長く続けるのは危険だから、2～3日で飽きるようにできているのかもしれない。

また、単一ダイエットというわけではないが、バナナダイエットも流行った。朝にバナナ1本をよく嚙んで食べるだけで、他は普通の食事でいいというダイエット法だ。私はこれを拡大解釈してしまい、朝にバナナを食べたら、あとは好き放題！

バナナダイエットのコンセプトをまったく理解しておらず、「やせないな～」なんて憤慨していた。ごめんなさい。ちゃんとやれば結果は違っていたかも。

“すごい我慢”の割に効果が薄い？

7
章

7号になって見えた〈新世界〉

── 結局、我慢したのは回転寿司くらいだった

心も体も毎日も、
素敵にバージョンアップ！

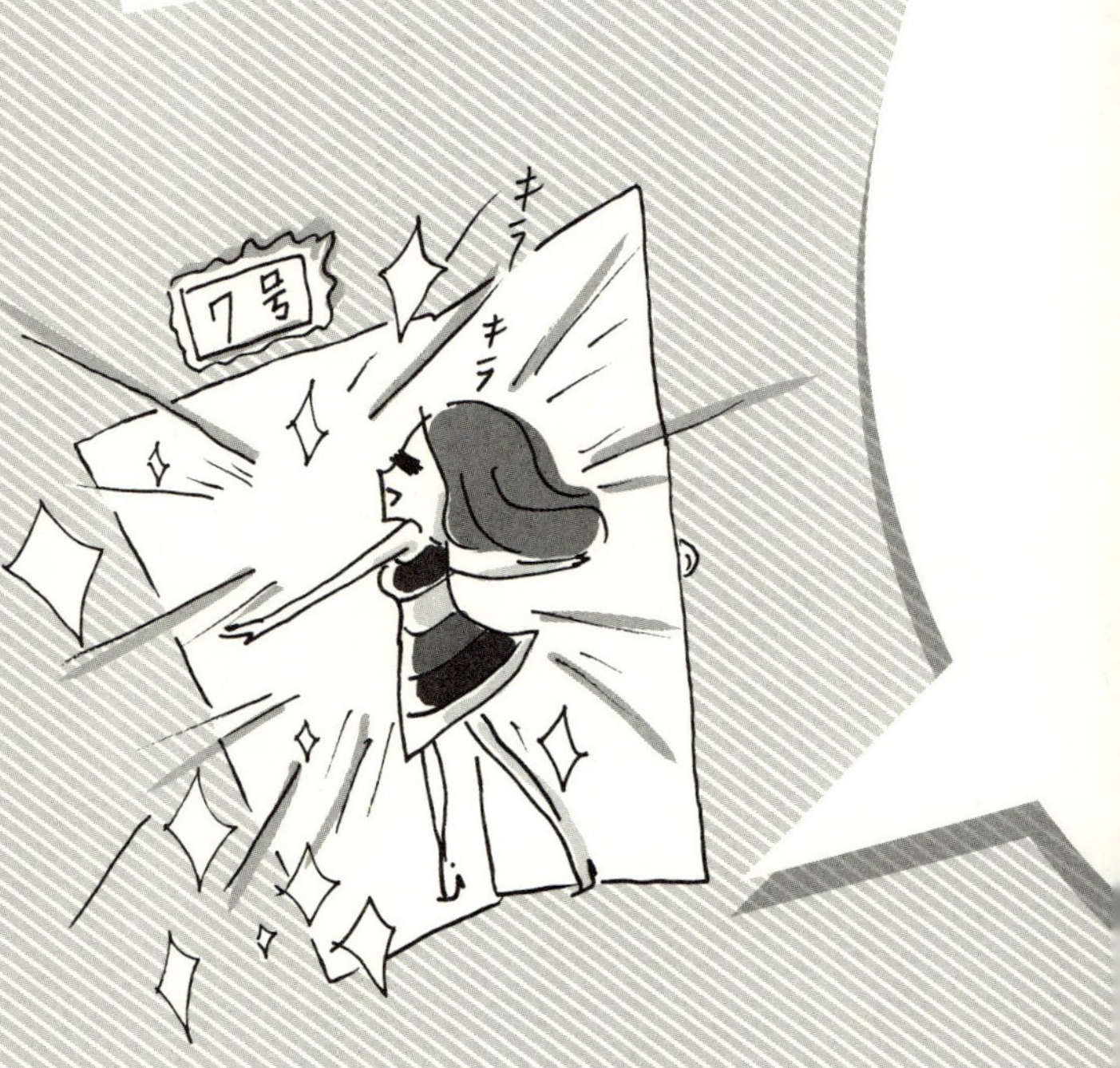

〝26キロの脂肪〟を脱ぎ捨ててわかったこと

26キロの減量。服のサイズは15号から7号へ。確かに変わった。そして、変わったまま、2年が過ぎた。

久しぶりに友人と駅の改札で待ち合わせをした。私は夫と一緒だったのだが、友人は夫としか挨拶をせず、私に対して、とてもよそよそしい。

「○○ちゃん、久しぶり！」ともう一度いった。

「$%&´#〝&´~！」と友人。

どうやら私だとわからなかったらしい。

「もしかして再婚したのかな？　それにしても似たような感じの人だけど、好みのタイプってやつかも……。早く紹介してくれればいいのに、いいにくいのかな……」と、ぐるぐる考えていたのだそうだ。私の声を聞いて、ようやく〝同一人物〟と認定してくれた。

これは友人のリアクションが大き過ぎ。まあ、もともとそういうタイプだから仕方がないけど。

心も体も〝もはや、別人〟!?

とはいえ、やはり**「別人になった」**とはよくいわれた。顔のパーツは同じだけれど、きっと表情が違うのだろう。

だって、ダイエット前、私が抱え込んでいた危ない脂肪がなくなったのだもの。そりゃあ、健康にもなる。年相応にシワはあるけれど、骨密度が年齢より若いから、まあいいか。健康の大切さをひしひしと感じる今日この頃である。

さて、このサイズになって見えてきた世界とは……？

友人に「別人」と間違われる不思議体験

「停滞期」や「リバウンドの恐怖」をやりすごす法

私にとって7号が健康サイズだったわけだが、ここに至るまでには、やはり葛藤もあった。全体を通じてストレスは少なかったが、やはり「悩みゼロ」というわけにはいかないよね。

まずは、**停滞期**。ダイエットを始めて3カ月あたり、10日間くらい体重計はピタッと同じ数字を表示。

「大好きな炭水化物をやめているのに、もう落ちないの？　これが下げどまりとなると、一生、炭水化物を食べちゃいけないのか。もっとキツいダイエットをしないとダメなのだろうか」

と悲嘆にくれた。

◆困ったときほど"ゆったり構えて、しっかり受け止める"

しかし、これは誰にでもある「停滞期」というやつ。体重がある程度落ちていくと、代謝を下げて、これ以上体重を減らさないように働くメカニズムがあるのだとか。そして、やっかいなことに、停滞期には「炭水化物・プリーズ!!」モードになる。私の場合、なぜかバタートーストが無性に食べたくなった。ふだんあまり食べないのに、何でだろう？　今でもその理由はわからないままだけど、不思議だな〜と思っているうちに、ストーンと体重が落ちた。

これが最初の停滞期。その後、また3カ月後あたりに停滞期がやってきたが、「またきた停滞期」と軽く受け止められた。停滞期だからといって、無理に食事量を減らそうとは思わず、今までやってきた自分を信じて過ごせば大丈夫。

体重は階段状に落ちていくもの。停滞期は必ずといっていいほど訪れるもの。だから焦ってはいけない。困ったときほどゆったり構えて、しっかり受け止める。これ、仕事でも同じだな、と実感。トラブルに遭遇してパニックになると、解決策が見えなくなる。今後の私は、きっと仕事でもジタバタしないと思う。

◆「また、ぐんぐんと太ってしまうのでは」という不安を感じたら

ダイエットをした数だけリバウンドをした私。

かつては3カ月かけて8キロ落としたのに2週間でもと通り。1年かけて16キロも落としたのに、半年で前より増えたなんてことも。

中でも1カ月で6キロ落としたときは、翌月には3キロ戻ってさらに3キロ、そして3キロ……と増えていったのはショックだった。

リバウンドは倍返しでやってくる。

だから、今回も、リバウンドの恐怖が頭をよぎった。これまでになく順調にやせていって、しかも未知のサイズに到達したけれど、またぐんぐんと太ってしまうのでは

ないかと不安を感じた。

そこで、ふと考えてみた。

今回の「食べてもやせる」ダイエットでは、1カ月で6キロ減という月もあった。以前に1カ月で6キロ減らしたときと今回とでは、どう違ったのか。

それは、以前は「やせた！」と安心して、すぐにもとの食生活に戻してしまったのだ。もともと食べ過ぎていたのだから、結果は火を見るよりあきらか。

また、「食べないダイエット」でやせたから、急に食べ始めると吸収も早い？

そして、筋肉もやせさせてしまったせいか、食べた分はみな体脂肪になりがちという、俗にいう「やせにくい体」になった。まるで「やせにくい体」をつくるためにダイエットをしていたみたいだ。

今回のダイエットでは、「食べない」よりも「食べる」意識を強く持っていたせいか、我慢をしたというストレスがあまりなかった。

強い糖質オフからゆるい糖質オフに移った頃には、**「我慢」**ではなく**「習慣」**になっていたのがキーポイント。おいしいと思える質と量を自然にシフトチェンジできたのがよかった。

今ではごはんもパスタも食べるが、前ほどの量は入らない。野菜をたくさん食べて、肉や魚もたっぷり食べると、炭水化物はそれほど多く必要としないということを体が覚えてくれた。

だから、**現在は47・5～48・5キロの間で無理なくキープ**できている。

これからもずっとキープしていけるという自信がついたせいか、何事にも前向きになったような気がする。

ダイエットは「我慢」ではなく「習慣」だ

「食」の仕事ができる幸せ、満喫中♪

太っていた頃のいいわけは「だって、食べるのも仕事のうちだから」だったけど、今でも「食べるのは仕事のうち」です。

違ったところは、以前は仕事をいいわけにしてムダに食べていたが、今は仕事の分だけ食べるようにしているところ。

というのも、仕事で実際に食べる必要があるのは「リサーチ」「試作して試食」「撮影の際の試食」ぐらい。このうちの試食は、そんなに頻繁にはない。

問題はリサーチだ。以前はリサーチと称して食べまくっていた。それも、企画に必要なリサーチだけでなく、アンテナを張るためのリサーチだったように思う。

そう、アンテナの張り過ぎ。

「大きなアンテナ」より「正確なアンテナ」のほうがいいということに気づき、今に至る。

◆なぜか〝1日中試食〟しても太らなくなった！

また、やせてからのほうが体が動くので、自ら動く範囲も広くなった。椅子に座って「休憩させて～」といったこともなくなり、撮影時間の短縮にもつながった。

そして、1日中試食で食べていても太らなくなったのには、びっくり！　ダイエットを始めて半年くらい経った頃から、撮影の翌日や翌々日に太る気配はなし。日によっては、かえってやせていることもあった。運動量が増えたのか代謝が上がったのか、きっと両方だと思う。

これに加えて、夜ぐっすり眠れるようになったのも大きい。翌日の疲労感がまったく違うのだ。朝、目覚まし時計をかけなくても、すっきり起床。時間の使い方がうまくなって、朝にも夜にも楽しいことが増えた。

以前のまま太り続けていたら、食事制限という治療が必要になったかもしれない。もしそうなったら、大好きな料理の仕事をやめざるを得なかった。だから、本当にやせてよかった。

今回のダイエットでは、料理の仕事ができる幸せを再認識。もっともっとおいしくて健康的なレシピを、忙しい人には簡単につくれるヘルシーメニューを提案していきたいと思う。

◆結局、我慢したのは回転寿司だけ？

ここまで読んでくださった中で、

「自分のことを〝ぐうたら〟とか〝ずぼら〟とか、小心者だと評しているけど、実はまじめな人で、きっちりやったからこそ結果が出たのではないか。人生最後のダイエットと決心したからこそ踏ん張れたのではないか」

と勘違いをされている方がいるかもしれない。

でもね、きっちり・しっかり・きっぱりやっていたとしたら、半年もたなかったと思う。

今回のダイエットでは、これまでのダイエットの失敗に学び、「これは絶対に食べない」「これをしちゃダメ」といったNG項目を自分に強く押しつけることはしなかった。

だから、糖質の高い食品を「ダメ」ではなく「避けたい」と認識。たまに食べるのなら許すことにした。それが、ふた口ルール。

たとえば大好物のピザ。ひと口ではもの足りない。じゃあ、ふた口食べちゃえ。というわけで、ふた口くらいなら避けたいメニューも食べて良しとする、〝ずるルール〟をつくった。

我慢して「あれ食べたかったな」とストレスをためるより、ふた口で解決するストレスからの解放。ただし、これを毎食していてはダイエットの効果は出ない。

じゃあ「何日に何回くらい？」と思うでしょ。でも、回数を決めると、それがストレスになる。まじめに何でも決めないで、〝何となくの感覚〟を大事にしたい。

そう、**ぐうたら、ずぼら、大歓迎**なのだ。

こんなふうに、ちょっとしたずるルールを挟み込みながら、自分をあやしながら続けたダイエット。

考えてみれば、ご褒美食にしたお寿司のせいで、結果的に我慢したのは回転寿司だけだったりして。当時は我慢とは感じなかったが、結局、ダイエット中に一度も行かなかったら、言葉的には我慢というのかもしれない。

食べることが大好きだから、「食」をストレスにするダイエットはもうしない。今回は食べることを楽しんだ。おうちごはんも外食も、全部おいしかった。

いろいろなことを否定せずに、自分を嫌いにならずに「食」に向かい合えたような気がする。

食べることを楽しむ——。これが、新しい世界を開く鍵だったように思う。

「食べることを楽しむ」——これが「新しい世界」への鍵だった

おわりに

「食べることを我慢する」のがダイエットではありません

「体重をいうくらいなら脱いだほうがまし」（20歳代）
「本気出したら、すぐにやせられると思う」（30歳代）
「太っていても健康ならいいんじゃない？」（40歳代）

そして、

「やせないとマズい！」（52歳）

最悪な体調と、それを裏づける人間ドックの結果。

脱いでもないし、本気を出してもいないのはいいとして、
健康体ではなくなったのは事実。
やせないと、本当にマズい。
何度もダイエットを挫折してリバウンドを繰り返してきた私は、
52歳のとき、今までとは違うアプローチでダイエットを開始した。

それはちゃんと食べてやせること。
食べることを楽しんでやせること。

罪悪感を持たず、清々《すがすが》しく食べる。
食べ過ぎたときも自分を責めたりしない。
取り返しはすぐつくし、バランスよく食べていれば、
過食という危険な衝動は確実に減っていく。

食べることを我慢するのがダイエットではないと気づけた幸せ。

そして、やせていくに従って、体だけでなく、心も軽くなった。
結果は、自分のイメージより遠くかけ離れた26キロ減。
筋肉量や骨密度を落とさずに、脂肪だけが消え去った。
15号サイズの服も7号になった。
人って、こんなに変わるものなのか。

普通のサイズの服を試着したときの感激。「入った！」。
好きなデザインのものを着られる幸せを知ったら、
アクセサリーもつけるようになった。
靴もゆるくなったから買い替えた。

おしゃれするって、楽しいことだったんだ。
忘れていたこの感覚。
何だか若返った感じ（自画自賛）。

ウオーキングやトレッキングもできるようになった。
自然や人とのふれ合いが苦ではなくなった。

絶対音痴だからと避けていたカラオケにも行く。
もちろん、頻繁にお酒を飲みに行く。
アイススケートにも挑戦する（プロテクターをつけて）。
体が動くと心が動く。澱《よど》みなく健やかだ。

今回のダイエットがもたらしたのは、体と心の健康。
そして、人とのつながり。

励ましほめてくれた友人たち、熱心なトレーナーさん、おいしい食事とお酒でもてなしてくれる行きつけのお店の方々、そして、いろいろサポートしてくれただんなちゃん。

どうもありがとう！

そして、ここまで読んでくださったみなさま、
おつき合い、本当にありがとうございます！

柳澤 英子

本書は、本文庫のために書き下ろされたものです。

「食《た》べてもやせる」は本当《ほんとう》でしたよ。

著者　柳澤英子（やなぎさわ・えいこ）
発行者　押鐘太陽
発行所　株式会社三笠書房
〒102-0072 東京都千代田区飯田橋3-3-1
電話　03-5226-5734（営業部）03-5226-5731（編集部）
http://www.mikasashobo.co.jp
印刷　誠宏印刷
製本　宮田製本

 ISBN978-4-8379-6722-4 C0177

王様文庫

王様文庫

心屋仁之助の「ありのままの自分」に○《まる》をつけよう

心屋仁之助

「しんどいなぁ」……そんなときこそ〝今、いいところを通っている〟サイン！ ＊〝ひと山越える〟と見える景色が変わってくる ＊「怒りに火がつく」のは心の中に〝マッチ棒〟があるから ＊「好き嫌い」で選ぶと後悔が少ない……特別付録〝心のお守りカード〟入ってます！

幸運が集まる女になる「女神」生活12カ月

天宮玲桜

愛、お金、キレイ、仕事……365日、女《じぶん》の魅力を磨く楽しいヒント、満載！ 〝予約のとれないカウンセラー〟からの、あなたの今日、未来が明るく変わる生き方の《ガイドブック》！ その優しさ、知性、勇気……を、もっと〝チャーミングに〟表現してみませんか？

「足もみ」で心も体も超健康になる！

田辺智美

ぐんぐん毒出し、みるみる元気！ イタ気持ちいいが最高に効く！ 長生きやダイエットのほか、アトピー、高血圧、糖尿病などの気になる数値の改善にも。手のひらで、「第2の心臓」でもある、ふくらはぎ・足裏をもめば、全身にものすごいエネルギーが満ちあふれます。

K30303